SITZUNGSBERICHTE DER SÄCHSISCHEN AKADEMIE
DER WISSENSCHAFTEN ZU LEIPZIG

Mathematisch-naturwissenschaftliche Klasse
Band 122 · Heft 4

WILHELM OELSSNER,
EHRENFRIED STANDKE, ANNETTE BROCK,
RALPH DALICHO, ANGELIKA FRIEDRICH,
MARIE-LUISE KUNZE, RALF MELZER,
HEIDEMARIE SAUER

HOCHDOSIERTE HALBKÖRPERBESTRAHLUNGEN UND IHRE WIRKUNGEN

Mit 20 Abbildungen und 9 Tabellen

AKADEMIE VERLAG

Autoren: Prof. Dr. sc. med. Wilhelm Oelßner, Erlangen; Dr. sc. med. Ehrenfried Standke, Dr. med. Annette Brock, Dr. med. Ralph Dalicho, Dr. med. Angelika Friedrich, Dr. med. Marie-Luise Kunze, Dr. ing. Ralf Melzer, Dr. rer. nat. Heidemarie Sauer, Leipzig

Vorgetragen in der Sitzung am 13. Mai 1988
Manuskript eingereicht am 29. Dezember 1989
Druckfertig erklärt am 21. Januar 1991

1. Auflage 1991
Lektorat: Christiane Grunow
Manuskriptbearbeitung: Karl Abel

CIP-Titelaufnahme der Deutschen Bibliothek:

Hochdosierte Halbkörperbestrahlungen und ihre Wirkungen:
Mit 9 Tabellen / Wilhelm Oelssner ... – Berlin: Akad. Verl., 1991
(Sitzungsberichte der Sächsischen Akademie der Wissenschaften zu Leipzig, Mathematisch-Naturwissenschaftliche Klasse; Bd. 122, H. 4)
ISBN 3-05-501335-2
NE: Oelssner, Wilhelm; Sächsische Akademie der Wissenschaften ‹Leipzig› / Mathematisch-Naturwissenschaftliche Klasse: Sitzungsberichte der Sächsischen ...

ISBN 3-05-501335-2
ISSN 0371-327X

Erschienen in der Akademie Verlag GmbH, O - 1086 Berlin (Federal Republic of Germany), Leipziger Str. 3–4

Gedruckt auf säurefreiem Papier

Gesamtherstellung: Druckerei »G. W. Leibniz« GmbH,
O - 4450 Gräfenhainichen,
Johann-Gutenberg-Platz
Bestellnummer: 2027/122/4
Printed in the Federal Republic of Germany

VORBEMERKUNGEN

An den nachfolgend beschriebenen Bestrahlungen und Untersuchungen waren zahlreiche Angehörige der seinerzeit von W. OELSSNER geleiteten Klinik für Radiologie der Karl-Marx-Universität (KMU) Leipzig beteiligt, Ärzte, Naturwissenschaftler, Techniker, medizinisch-technische Radiologie- und Laborassistentinnen, Schwestern sowie anderes Personal aller Abteilungen und des strahlenbiologischen Laboratoriums der Klinik. Der Umfang und die Komplexität der diagnostischen und therapeutischen Maßnahmen erforderten die Bildung eines Forschungskollektivs, dem E. STANDKE vorstand. Er leitete auch den Ablauf der Halbkörperbestrahlungen und befaßte sich als Stationsarzt mit den Bestrahlungsreaktionen innerhalb der ersten 8 Wochen sowie mit den Strahlenwirkungen auf die Blutbildung. Weiterhin arbeitete er das aufwendige Untersuchungsprogramm aus und organisierte dessen Realisierung.

Die ambulante Vordiagnostik, die Motivierung und langzeitige psychische Führung der Brustkrebspatientinnen, die Leitung der Lokalbestrahlungen, die Nachsorge einschließlich der klinischen Kontrolluntersuchungen und der gegebenenfalls erforderlichen Behandlungen lagen und liegen in den Händen von M.-L. KUNZE. Die Aufgaben des klinischen Strahlenphysikers übernahm R. MELZER. Die Überwachung der immunologischen Parameter erfolgte durch A. BROCK und H. SAUER mit Unterstützung des Laboratoriums für Immunologie (Leiter Prof. Dr. sc. nat. R. AMBROSIUS) der Sektion Biowissenschaften der KMU. Das Verhalten von ausgewählten Serumbestandteilen wurde von A. FRIEDRICH und das der Hormone von P. FEYER untersucht. Ein Teil der hierfür erforderlichen Analysen fand in verschiedenen Kliniken sowie in der Abteilung Klinische Chemie und Laboratoriumsdiagnostik (Direktor Prof. Dr. sc. med. W. ROTZSCH) des Bereiches Medizin der KMU statt. Mit den Bestrahlungsreaktionen der Lunge und des Herzens befaßte sich R. DALICHO, wobei G. NEUMANN die Auswertung der Lungen- und Herzszintigramme übernahm. Die Überprüfungen der Lungenfunktion erfolgten mit Unterstützung von H. GOSSE im Leipziger Fachkrankenhaus für Lungenkrankheiten Robert Koch (Chefarzt Doz. Dr. sc. med. P. LEONHARDT). Bei den statistischen Berechnungen halfen Mathematiker des Lehrstuhles für Medizinische Statistik (Direktor Prof. Dr. sc. oec. H. BERNDT) der KMU.

Allen Kooperationspartnern sowie den vielen ungenannten Helferinnen und Helfern in der Klinik für Radiologie und in den genannten Einrichtungen sei an dieser Stelle für ihre bereitwillige Unterstützung herzlich gedankt.

Der vorgelegte Bericht gibt einen zusammenfassenden Überblick über die in Leipzig durchgeführten hochdosierten oberen und unteren Halbkörperbestrahlungen und deren Wirkungen. Er versucht die kollektiv erarbeiteten Erfahrungen und Befunde zu bewerten und daraus Schlußfolgerungen für weitere Arbeiten abzuleiten. Dabei wird auf die Darstellung methodischer Details und zahlreicher Einzeldaten weitgehend verzichtet. Viele von ihnen sind in der Dissertation B von E. STANDKE, den Dissertationen A von A. BROCK, von R. DALICHO und von A. FRIEDRICH sowie in einigen Publikationen niedergelegt, auf die hier verwiesen wird. Dort finden sich auch ausführliche Literaturangaben.

INHALT

1. Zur Entwicklung der Strahlenbehandlung bösartiger Geschwülste

Am Anfang der Strahlentherapie stand die Beobachtung, daß nach Röntgenuntersuchungen an den der Röntgenröhre zugewandten Körperpartien gelegentlich Hautveränderungen, wie Haarausfall, Rötung oder Abschilferung, auftraten. Um diese zu studieren, ja vielleicht sogar therapeutisch nutzbar zu machen, bestrahlte der Wiener Dermatologe Leopold FREUND im November 1896, also nur 10 Monate, nachdem W. C. RÖNTGEN seine Entdeckung bekanntgegeben hatte, bei einem 5 Jahre alten Mädchen ein stark entstellendes, behaartes Muttermal. Damit wurde er zum Begründer der Strahlentherapie. Zwar fielen wie erstrebt die Haare aus, leider entstand jedoch auch das erste Strahlengeschwür. Durch Modifizierung der Bestrahlungsbedingungen wies FREUND nach, daß die beobachteten Effekte durch die Strahlen selbst und nicht durch elektrische Entladungen bei der Strahlenerzeugung ausgelöst werden. Er nahm jedoch an, daß der Haarausfall als Sekundärfolge einer Strahlenreaktion der Gefäße zustande kommt.

Da aus technischen Gründen zunächst nur verhältnismäßig weiche, vornehmlich an der Oberfläche wirksame Strahlengemische erzeugt werden konnten, wurde das neue Behandlungsverfahren anfänglich fast nur bei Hautveränderungen eingesetzt. Dabei ging man mangels Kenntnis der Zusammenhänge rein empirisch vor. Dennoch konnten die Schweden STENBECK und MÖLLER bereits 1899 die ersten nach Röntgenbestrahlungen rückgebildeten Hautkrebse vorstellen.

Wesentliche Impulse erhielt die Strahlentherapie durch zwei miteinander befreundete Leipziger Chirurgen, die erst als Assistenten an der Chirurgischen Universitätsklinik und später nacheinander als Direktoren des Chirurgisch-Poliklinischen Institutes der Universität bahnbrechende strahlenbiologische und strahlentherapeutische Forschungen durchführten.

Der ältere von ihnen, Georg PERTHES, erkannte, daß die Strahlen unmittelbar auf die Zellen wirken, auf Epithelzellen stärker als auf Bindegewebszellen, und daß Wirkungen nur dort auftreten, wo die Strahlen absorbiert werden. Mittels Bestrahlungen durch Leichenhaut hindurch wies er nach, daß auch in der Tiefe Wirkungen zustande kommen. Um in der Tiefe höhere Dosen applizieren zu können und dort die Wirkung zu verstärken, verwandte er als erster Strahlenfilter, die die weichen, nur in der Haut absorbierten Strahlenanteile zurückhalten. Mit gleicher Zielsetzung gab er die Kreuzfeuerbestrahlung an und trug so entscheidend zur Entwicklung der Röntgentiefentherapie und damit zur Behandlung tiefliegender Geschwülste bei.

Der jüngere, Hermann HEINEKE, befaßte sich in systematischen Tierversuchen mit den Strahlenwirkungen auf innere Organe und auf den Gesamtorganismus. Er entdeckte u. a. die strahleninduzierte Knochenmarkdepression mit den nachfolgenden Blutbildveränderungen. Auch beschrieb er als erster das bei Säugern nach Ganzkörperbestrahlungen auftretende akute Strahlensyndrom einschließlich des nach hohen Dosen eintretenden Strahlentodes. Damit erarbeitete er wesentliche Voraussetzungen für das Verständnis von Teil- und Ganzkörperbestrahlungen, die später im Zusammenhang mit Kernwaffenexplosionen und Reaktorunfällen sowie für die Therapie eine große Bedeutung erlangen sollten. Die Arbeiten HEINEKES, der zu den Vätern der Strahlenbiologie gezählt werden muß, stellen daher auch eine wichtige Grundlage der nachfolgend beschriebenen Halbkörperbestrahlungen und ihrer Wirkungen dar.

Die durch technische Fortschritte ermöglichte Entwicklung der Röntgentiefentherapie und die den bösartigen Geschwülsten eigene Neigung zu einer nicht übersehbaren Ausbreitung, auch in andere Körperregionen, führte zur Idee einer Therapia sterilisans magna mit Röntgenstrahlen. Ein extremer Vorschlag in dieser Richtung war das 1905 von DESSAUER beschriebene Röntgenbad (Abb. 1),

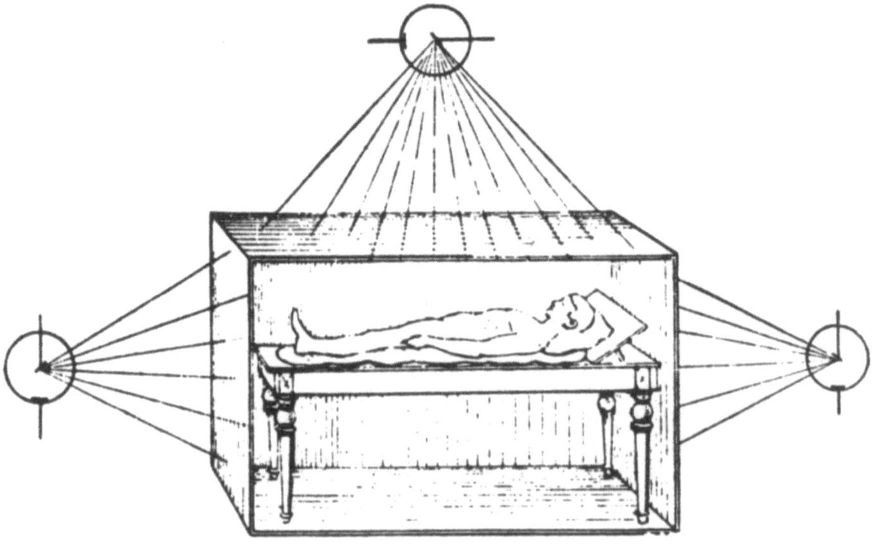

Abb. 1. Röntgenbad nach DESSAUER [12]

das jedoch keine praktische Bedeutung erlangt hat. – Dagegen war die gleiche Idee Anlaß für den Ausbau der Röntgentiefentherapie mit dem Ziel einer homogenen Durchstrahlung ganzer Körperregionen, oft unter Verwendung großer Strahlenfelder. Dabei wurden hohe, die Toleranz der Haut als limitierender Faktor ausschöpfende Strahlendosen möglichst einseitig verabreicht. Vorstellungen von SEITZ und WINTZ folgend glaubte man nämlich, daß die sogenannte Karzinomdosis auf einen Schlag appliziert werden müsse.

In der Annahme, daß die Wahrscheinlichkeit einer Geschwulstvernichtung allein mit der Höhe der Strahlendosis zunimmt, versuchte man die Leistungsfähigkeit der großräumigen Einzeitbestrahlungen durch höhere Tiefendosen zu steigern. Das war jedoch dem Stand der Technik entsprechend nur sehr begrenzt möglich und bessere Ergebnisse blieben aus.

Demgegenüber führten Bestrahlungen mit Radium zu Aufsehen erregenden Erfolgen. Sie leiteten ein Umdenken ein. Man erkannte, daß eine zeitliche Streckung der Strahlenapplikation als Protrahierung über Tage oder, wie sich später herausstellte, als Fraktionierung über Wochen die Wirkung auf das Geschwulstgewebe verstärkt und Vorteile für die Erholung des gesunden Gewebes bringt, also die Elektivität der Strahlenwirkung steigert. – Weiterhin zeigte sich, daß es bei umschriebenem Krebswachstum, z. B. in der Gebärmutter, für die Geschwulstvernichtung günstig ist, wenn in unmittelbarem Kontakt mit dem Krebsgewebe gebrachte Radiumträger dort zu einer hohen Strahlendosis führen, das umgebende gesunde Gewebe jedoch durch einen steilen Dosisabfall infolge Strahlendivergenz weitgehend schonen, so daß dessen regenerative Potenz erhalten bleibt.

Diesen Erfahrungen entsprechend wurde die Entwicklung der Strahlentherapie von den dreißiger Jahren an von zwei Bestrebungen beherrscht. Einmal arbeitete man an einer Optimierung der zeitlichen Dosisverteilung, um die Elektivität der Strahlenwirkung zu erhöhen. Die Einzeitröntgenbestrahlung wurde durch die fraktionierte Röntgenbestrahlung mit unterschiedlichen Fraktionierungsrhythmen abgelöst. Andermal suchte man die örtliche Dosisverteilung so zu gestalten, daß hohe Dosen kleinräumig auf den Geschwulstherd begrenzt werden und daß das umgebende gesunde Gewebe nur möglichst niedrige Dosen erhält. An die Stelle der großräumigen Durchstrahlung ganzer Körperregionen traten Bemühungen um Kleinraumbestrahlungen umschriebener Zielgebiete.

Bei leicht zugänglichen, lokalisierten Geschwülsten führt eine fraktionierte Kleinraumbestrahlung zu guten Ergebnissen, z. B. bei den Frühformen des Stimmbandkrebses in mehr als 90 % der Fälle zu Dauerheilungen. Dagegen steht das Prinzip der Kleinraumbestrahlung im Widerspruch zur Ausbreitungstendenz der meisten bösartigen Geschwülste und versagt bei bereits eingetretener Metastasierung über das Zielgebiet hinaus. Auch läßt es sich bei tiefliegenden Krebsen mit der konventionellen Röntgentiefentherapie wegen der relativ niedrigen Tiefendosis, wegen einer starken Divergenz der Strahlenkegel und wegen der Umgebungsbelastung durch Streustrahlen nur unvollkommen realisieren.

Einen großen Fortschritt brachte schließlich die Einführung der Hartstrahltherapie mit Gammastrahlen aus Radiokobalt-Fernbestrahlungsgeräten oder mit ultraharten Röntgenstrahlen aus Teilchenbeschleunigern. Auf Grund wesentlich höherer Tiefendosen gestatten beide Techniken, tiefliegende Zielgebiete ohne Überlastung der Haut mit kanzeriziden Dosen zu belegen, wobei die scharfe Begrenzung der Strahlenkegel, deren geringe Divergenz und eine geringe seitliche Streuung auch eine Schonung der Nachbarschaft in der Tiefe gestatten. Deshalb und da es gelungen ist, die Bestrahlungsplanung sowie die Bestrahlung selbst mittels Computertomographen, Bestrahlungssimulatoren, elektronischen Bestrahlungsplanungssystemen, Lagerungshilfen, usw. wesentlich zu präzisieren, ist es nunmehr möglich, auch tiefliegende Herde kleinräumig zu bestrahlen.

Darüber hinaus erlaubt die gute Verträglichkeit der Hartstrahltherapie, auch hochdosierte großräumige Bestrahlungen ausgedehnter Geschwülste einschließlich ihrer Lymphabflußgebiete. Ein Beispiel hierfür ist die sehr erfolgreiche Bestrahlung der Lymphbahnen und -knoten vom Unterbauch bis zur Oberschlüsselbeingrube bei Hodenkrebsen. Auch ist die früher meistens unheilbare Lymphogranulomatose erst durch den Einsatz der Hartstrahltherapie zur Bestrahlung des gesamten lymphatischen Systems mit großen Feldern und hohen Dosen heilbar geworden.

Damit hat die vor 80 Jahren postulierte und vor 60 Jahren wieder verlassene großräumige Tiefenbestrahlung mit hohen Dosen unter modernen Bedingungen erneut praktische Bedeutung erlangt. – Eine besondere Form der hochdosierten großräumigen Bestrahlung stellt die 1976 von FITZPATRICK und RIDER beschriebene obere und untere Halbkörperbestrahlung dar. Es handelt sich hierbei um eine in zwei Etappen verabreichte Ganzkörperbestrahlung zur systemischen Therapie bösartiger Geschwülste.

2. Hochdosierte Halbkörperbestrahlungen als Palliativtherapie unheilbarer Geschwulsterkrankungen

Anlaß für die Erarbeitung der oberen und unteren Halbkörperbestrahlung (HKB) durch FITZPATRICK und RIDER war die unbefriedigende Leistung von Lokalbestrahlungen bei unheilbaren Krebserkrankungen mit voranschreitender Metastasierung. In solchen Fällen ist es zwar oft möglich, mit örtlichen Bestrahlungen die jeweils behandelten Geschwulstherde günstig zu beeinflussen und durch sie hervorgerufene Beschwerden zu lindern oder zu beseitigen.

Meistens gelingt es aber nicht, die Krankheit auch nur vorübergehend zum Stillstand zu bringen. Der Progredienz des Leidens entsprechend werden vielmehr wiederholte Lokalbestrahlungen, gegebenenfalls mit stationären Klinikaufenthalten erforderlich. Oft bleiben dann den Kranken nur noch kurze beschwerde- und behandlungsfreie Zeitspannen und das eigentliche Ziel palliativer Bestrahlungen, ein lebenswertes Leben zu ermöglichen oder gar zu verlängern, wird verfehlt.

FITZPATRICK und RIDER entschlossen sich daher, den ganzen Körper und damit alle Geschwulstherde zu bestrahlen und so zu versuchen, die Krankheit insgesamt vorübergehend zurückzudrängen. Sie gingen dabei von den guten Ergebnissen hochdosierter palliativer Einzeitbestrahlungen bei metastasierenden Krebsen (PATERSON) sowie von ihren Erfahrungen mit Ganzkörperbestrahlungen bei malignen Lymphomen und Ewing-Sarkomen mit Einzeldosen bis zu 3 Gy aus. In der Annahme, daß abgeschwemmte Geschwulstzellen etwa ebenso strahlenempfindlich sind wie Knochenmark-Stammzellen, schlossen sie aus den Ergebnissen strahlenbiologischer Untersuchungen u. a. von SENN und MCCULLOCH, daß Einzeldosen von 3 Gy etwa 90 % der Geschwulstzellen vernichten und daß für eine Zellvernichtungsrate von über 99 % 8 Gy als Einzeldosis erforderlich sind. Eine derartig hohe Zellvernichtungsrate wird nach ihrer Auffassung benötigt, um bei Geschwulsterkrankungen mit einer verhältnismäßig langen Tumorverdoppelungszeit länger dauernde Remissionen zu erreichen.

Ganzkörperbestrahlungen mit 8 Gy Mittelliniendosis sind jedoch tödlich. Wie wir heute wissen, können sie nur mit einem großen Risiko in Kombination mit einer nachfolgenden Knochenmarktransplantation überlebt werden. Ein solches heroisches und aufwendiges Vorgehen ist aber als Palliativbehandlung nicht gerechtfertigt. FITZPATRICK und RIDER beschlossen daher, die Ganzkörperbestrahlung zu teilen und als zwei HKB im Abstand von 4 Wochen zu verabreichen (Abb. 2). Grundlage war dabei die Vorstellung, daß die sehr mobilen Knochenmark-Stammzellen der nicht bestrahlten Körperhälfte mit dem Blut wandernd sehr rasch die Räume des devitalisierten Markes in der bestrahlten Körperhälfte besiedeln und dieses regenerieren, während die mehr oder weniger in Geschwulstherde eingebundenen Tumorzellen weniger wanderungsfähig sind. Die rasche Regeneration des nach der Bestrahlung weitgehend von Zellen entblößten Knochenmarks konnte später durch Tierversuche bestätigt werden (BRAUNSCHWEIG).

Von 1971 bis 1974 führten FITZPATRICK und RIDER bei 140 Patienten wegen weit fortgeschrittener, metastasierender Krebserkrankungen einzeitige Großfeldbestrahlungen mit hohen Dosen durch. Die Feldgröße und die Dosis wurden Schritt für Schritt erhöht. 82 zumeist wiederholt vorbehandelte Patienten, in der Mehrzahl mit Brustkrebs, erhielten einzeitige HKB mit Dosen bis zu 10 Gy.

Im Vordergrund der Bestrahlungswirkungen stand eine rasche Schmerzlinderung, bisweilen innerhalb von 24 Stunden. Manche Tumoren wurden kleiner,

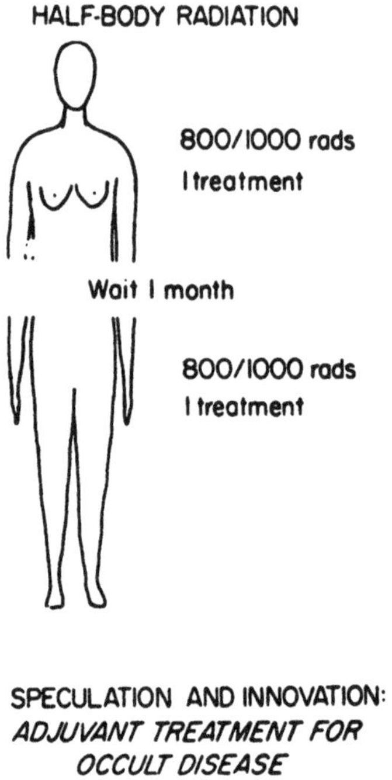

Abb. 2. Schema der oberen und unteren HKB nach FITZPATRICK und RIDER [17]

Ulcera heilten, Blutungen und Sekretion bildeten sich zurück. Die Überlebenszeiten waren sehr unterschiedlich. Zum Zeitpunkt der Berichterstattung lebten noch 13 der 82 Patienten 6 bis 31 Monate.

Die akuten Nebenwirkungen waren erstaunlich gering und ohne ernste klinische Probleme. Nausea und Erbrechen schwanden meistens innerhalb von 24 Stunden. Gelegentlich kam es zu Durchfällen, Stomatitis, Pharyngitis oder Vulvitis. Die Nierenfunktion war nicht beeinträchtigt. Das Blutbild normalisierte sich innerhalb von 28 Tagen, so daß dann der andere Halbkörper bestrahlt werden konnte. Als wichtigste Komplikation erwies sich die Pneumonitis. Sie trat bei Dosen über 8 Gy und bei Fällen mit Lungenmetastasen auf. Sie verlief einige Male tödlich oder führte zur Lungenfibrose.

Insgesamt erwies sich die hochdosierte einzeitige HKB in der Mehrzahl der Fälle als eine rasch wirksame Palliativbehandlung weit fortgeschrittener Krebserkrankungen, wobei Patienten mit langsamer Progredienz des Leidens einen größeren Nutzen hatten als solche mit einem foudroyanten Verlauf.

Auf einen Hinweis von EICHHORN begannen wir 1978 an der Klinik für Radiologie der KMU mit hochdosierten einzeitigen Teilkörperbestrahlungen zur palliativen Behandlung weit fortgeschrittener Krebserkrankungen. Wie von STANDKE 1981 beschrieben, wurde zunächst nur der Thorax, dann unter schrittweiser Feldvergrößerung der obere Halbkörper erst ohne und schließlich mit Einbeziehung des Schädels sowie der oberen Extremitäten erfaßt. In ähnlicher Weise wurden Teilkörperbestrahlungen der unteren Körperpartien auf den ganzen unteren Halbkörper ausgedehnt. Erst nachdem diese Bestrahlungen gut toleriert worden waren, ließen wir der oberen HKB nach 3 bis 4 Wochen, wenn sich das Blutbild als Ausdruck der Knochenmarkregeneration weitgehend erholt hatte, eine untere HKB folgen.

Die Feldgrenze lag etwa in Höhe des 2. bis 3. Lendenwirbels und wurde vor Bestrahlungsbeginn mittels Bildverstärker-Fernsehdurchleuchtung am Bestrahlungssimulator festgelegt. Als Strahlenquellen dienten das Telekobaltgerät Gammatron III der Firma Siemens oder der polnische Linearbeschleuniger Neptun 10p, der eine 9 MeV-Röntgenstrahlung liefert und wegen des größeren Strahlenfeldes sowie wegen der homogeneren Dosisverteilung den Vorzug verdient. Die Bestrahlungen erfolgten in Rücken- und Bauchlage auf einer dem Fußboden aufliegenden Schaumstoffmatte nach Festlegung der Feldgrenze mittels Lichtvisier. Die Fokus-Oberflächenabstände lagen am Kobaltgerät zwischen 160 und 175 cm und am Linearbeschleuniger um 200 cm. Da die Feldlänge für die untere HKB trotzdem nicht ausreichte, mußte diese so geteilt werden, daß die Bestrahlung der distalen Unterschenkelpartien und der Füße unmittelbar anschließend in Rücken- und Bauchlage isozentrisch auf dem Bestrahlungstisch vorgenommen wurde. Die einzeitig verabreichten Mittelliniendosen betrugen bei malignen Lymphomen 5 bis 6 Gy und bei soliden Krebsen 7 bis 8 Gy, die Dosisleistung bei Bestrahlung auf dem Fußboden am Kobaltgerät zwischen 0,15 und 0,3 Gy/min und am Linearbeschleuniger etwa 0,6 Gy/min.

Von 1978 bis 1980 führten wir bei 49 Patienten im Alter von 15 1/2 bis 74 Jahren unvollständige oder vollständige HKB durch. 9 Patienten erhielten Bestrahlungen beider Körperhälften. In allen Fällen lag eine fortgeschrittene Geschwulstausbreitung, fast immer mit einer ausgedehnten Metastasierung vor. Die Mehrzahl der Patienten war primär operiert worden. 24mal waren, zum Teil kurz zuvor Lokalbestrahlungen, 8mal eine antineoplastische Chemotherapie vorangegangen. Es handelte sich um 20 Fälle von Brustkrebs, um 3 mit Bronchialkarzinom sowie um einzelne mit Nieren-, Blasen-, Hoden-, Uterus-, Magen- und sonstigen soliden Krebsen. 8mal lag ein malignes Lymphom vor. Das Krankengut war somit sehr inhomogen. Gemeinsam war den Patienten nur, daß ihr Leiden als unheilbar eingeschätzt werden mußte.

Die Bestrahlungen wurden überraschend gut vertragen. Die akuten Reaktionen waren nach der oberen HKB stärker ausgeprägt als nach der unteren. Trotz medikamentöser Dämpfung traten in den ersten 24 Stunden rasch vorübergehend fast immer Übelkeit und Erbrechen auf. Im gleichen Zeitraum waren flüchtige Temperatursteigerungen und erhöhte Pulsfrequenz nachweisbar. Entgegen unseren Erfahrungen mit der Bestrahlung von Großtieren spielten Durchfälle nur eine untergeordnete Rolle. Einige Patienten bekamen eine Mukositis in Mund, Rachen Oesophagus oder Vulva. Nach der oberen HKB wurde mehrfach über eine länger anhaltende Mundtrockenheit geklagt. Im Blutbild fielen die Lymphozyten rasch auf sehr niedrige Werte ab, während die Zahl der Granulozyten zunächst erheblich anstieg, um erst nach 48 Stunden abzusinken. Nach 3 bis 4 Wochen zeigte das weiße Blutbild meistens eine weitgehende Erholung. Kritische Werte wurden nicht beobachtet. Das rote Blutbild wurde nur gering beeinflußt. In zwei Fällen trat etwa eine Woche nach der HKB ein Herpes labialis auf, möglicherweise als Zeichen einer Immunsuppression.

Als Spätkomplikation stellten sich nach 3 bis 6 Monaten bei 4 Patienten, die mit Mittelliniendosen von 8 Gy bestrahlt worden waren, Pneumonitiden ein, die in 2 Fällen möglicherweise zum letalen Ausgang beitrugen und 2mal als Lungenfibrosen ausheilten. Je ein Patient verstarb an einer Schocklunge, an einer Bronchopneumonie bzw. an einem Herzversagen, wobei unklar blieb, wie weit hier die HKB eine ursächliche Rolle spielte.

Unter den Wirkungen auf die Geschwulsterkrankungen dominierte eine rasche Schmerzlinderung, besonders bei Vorliegen von Skelettmetastasen. Wiederholt bildeten sich Lungenmetastasen, metastatische Pleuraergüsse oder mediastinale Tumoren mit Einflußstauung zurück, wobei sich das Befinden und die Beschwerden der Patienten erheblich besserten. Bei 21 Patienten zeigte sich eine gute und bei 16 eine mäßige Rückbildung von Befunden. In 12 Fällen war kein Rückbildungseffekt zu beobachten. Als besonders sensibel erwiesen sich die Lymphome, weiterhin aber auch der Brustkrebs und das Bronchialkarzinom. Bei den soliden Krebsen reagierten kleine, disseminierte Herde besser als grobknotige Metastasen.

Der ausgesprochen schlechten Prognose des bestrahlten Krankengutes entsprechend starb die Mehrzahl der Patienten nach durchschnittlich 5 Monaten. Darunter waren mehrere Fälle, bei denen die HKB nach Ausschöpfung aller anderen therapeutischen Möglichkeiten nahezu präfinal eingesetzt wurde. Sie kam hier, wie der weitere Verlauf zeigte, zu spät, um noch einmal eine Remission herbeizuführen. Einige Patienten mit Lymphomen, besonders aber mehrere Frauen mit Brustkrebs überlebten die HKB ein oder mehrere Jahre. Damit wird die Beobachtung von FITZPATRICK und RIDER bestätigt, daß Geschwulstkranke mit verhältnismäßig langen Tumorverdoppelungszeiten mehr Nutzen von der HKB haben als solche mit einer raschen Progredienz.

Die Beantwortung der wichtigen Frage, ob nach einer HKB zusätzliche Lokalbestrahlungen oder eine antineoplastische Chemotherapie möglich sind, kann von dem Umstand ausgehen, daß die Mehrzahl der Patienten mit Lokalbestrahlungen oder Zytostatika vorbehandelt war. Allerdings wiesen diese keine Zeichen einer örtlichen Überschreitung der Strahlentoleranz und ein normales Blutbild auf. In 9 Fällen erschien es zweckmäßig oder wurde es notwendig, kurze oder längere Zeit nach einer HKB zusätzliche Lokalbestrahlungen zu applizieren. Die fraktioniert verabreichten Aufsättigungsdosen betrugen zwischen 24 und 30 Gy und wurden gut vertragen. Bei längerer Überlebenszeit entwickelten sich in keinem der Fälle unerwünschte Spätveränderungen. Wiederholt wurde nach einer Teilkörperbestrahlung oder einer HKB eine zytostatische Behandlung eingeleitet, wenn sich das Knochenmark weitgehend regeneriert hatte. – Es zeigte sich, daß nach einer genügend langen Pause von mindestens 4 Wochen unter regelmäßigen Blutbildkontrollen volle Chemotherapiezyklen möglich sind.

Welchen außerordentlichen Nutzen einzelne Patienten von einer HKB haben können und wie sich diese mit anderen Behandlungen kombinieren läßt, soll an 2 Beispielen dargelegt werden.

1. Bei der 41jährigen Frau B. M. wurde am 5. 12. 1978 in einem auswärtigen Krankenhaus die linke Mamma wegen eines kirschgroßen Carcinoma solidum simplex partim scirrhosum mit Ausräumung der Achselhöhle abladiert. Wie die histologische Untersuchung ergab, war offenbar im Gesunden operiert worden. Die Achsellymphknoten waren frei von Krebs. Vom 8. 1. bis 8. 2. 1979 erfolgte eine fraktionierte konventionelle Röntgennachbestrahlung des Narbengebietes, der Axillar-Infraklavikularregion und der Supraklavikulargrube, die zu einem mäßigen Erythem führte.

   Am 23. 10. 1979 fanden sich multiple derbe, erbsgroße Lymphknoten links supraklavikulär und ein kirschgroßer Knoten in der linken Achselhöhle. Klinisch konnte nicht bezweifelt werden, daß hier eine fortgeschrittene Lymphknotenmetastasierung vorlag, wobei die Prognose wegen des Befalls der Supraklavikulargrube als infaust einzuschätzen war. Nach stationärer Aufnahme wurde daher am 7. 11. 1979 mit dem Kobaltgerät eine Menolysebestrahlung und am 13. 11. 1979 eine obere HKB ohne Einbeziehung des Hirnschädels durchgeführt. Die Mittelliniendosis betrug 8 Gy. Die Patientin reagierte mit einem flüchtigen Strahlensyndrom und einer mäßigen Leukopenie. Zur Dosisaufsättigung im Metastasengebiet erhielt die linke Supraklavikularregion und die linke Achselhöhle weiterhin vom 21. 11. 1979 bis zum 11. 12. 1979 mit dem Kobaltgerät 13mal 1,8 Gy Herddosis, einer Gesamtdosis von 23,4 Gy entsprechend.

   Es kam anschließend zu einer kurzdauernden exsudativen Hautreaktion am Hals links seitlich und in der Achselhöhle. Alle tastbaren Lymphknoten verschwanden.

   Am 26. 3. 1980 stellte sich die Patientin mit einer akut aufgetretenen Belastungsdyspnoe vor und klagte über Mattigkeit. Im Thoraxröntgenbild fanden sich ein partieller Pneumothorax links, Zeichen einer vornehmlich links entwickelten Pneumonitis und multiple herdförmige Verschattungen, die als Metastasen gedeutet wurden. Unter Prednisongabe verschwand die Atemnot und besserte sich der Allgemeinzustand rasch. Der Lokalbefund blieb unauffällig.

   Wegen des Verdachtes auf Lungenmetastasierung wurde von Mai 1980 bis zum Februar 1982 in einem auswärtigen Krankenhaus eine Behandlung mit Cyclophosphamid durchgeführt, die anfangs gut, dann aber schlecht vertragen wurde und mit einem vorübergehenden Haarausfall verbunden war. Röntgenkontrollaufnahmen des Brustkorbes zeigten ab März 1981 eine Lungenfibrose und eine Pleuraschwielenbildung, jedoch keine Metastasensymptome.

Die Patientin ist jetzt 9 Jahre seit der oberen HKB seitens ihres Brustkrebses symptomfrei, fühlt sich wohl und arbeitet 2 Stunden täglich als Krippenerzieherin. Retrospektiv gesehen ist anzunehmen, daß die klinisch diagnostizierte Lymphknotenmetastasierung in der Supraklavikulargrube und in der Achselhöhle durch die mit palliativer Zielsetzung vorgenommene obere HKB und die anschließende Lokalbestrahlung beherrscht worden ist. Bei dem als Metastasierung angesprochenen Lungenbefund handelte es sich wahrscheinlich um Infiltrate bei einer Pneumonitis.

2. Frau E. I., 47 Jahre alt, wurde am 5. 2. 1979 wegen eines Brustkrebses $T_3N_1M_0$ rechts radikal operiert. Es handelte sich um ein Carcinoma solidum simplex partim scirrhosum mit Metastasen in mehreren Achsellymphknoten. Die fraktionierte konventionelle Röntgennachbestrahlung des Operationsgebietes und der rechten Supraklavikulargrube erfolgte vom 12. 3. bis zum 12. 4. 1979. Die Haut reagierte mit einem mäßigen Erythem. Außerdem wurde am 7. 5. 1979 mit dem Kobaltgerät eine Menolysebestrahlung vorgenommen. Hierzu erhielt der Unterbauch über ein ventrales und ein dorsales 17 × 18 cm großes Feld einzeitig 6 Gy in Körpermitte bzw. in 11 cm Tiefe. Eine wegen des ungünstigen Ausgangsbefundes empfohlene zusätzliche Chemotherapie wurde von der Patientin abgelehnt.

Am 11. 9. 1980 fand sich ein recidivverdächtiger über kirschgroßer Knoten in der rechten vorderen Axillarfalte. Es erfolgte deshalb eine Rücküberweisung an den erstbehandelnden Chirurgen, der am 3. 10. 1980 eine Probeexzission vornahm. Histologisch wurde das gleiche Karzinom gefunden wie bei der Erstoperation im Februar 1979.

Als sich die Patientin am 4. 11. 1980 wieder in der Klinik für Radiologie vorstellte, war in der rechten Achselhöhle ein pflaumengroßes, knochenhartes, mit der Unterlage fest verbackenes Lymphknotenpaket nachweisbar. Es mußte ein rasch gewachsenes, inoperables Rezidiv diagnostiziert werden. Bei einer Aussprache über die Behandlung verweigerte die Patientin sowohl eine Einbeziehung der Schädelkalotte in die vorgeschlagene HKB als auch eine Chemotherapie. Nach stationärer Aufnahme wurde am 26. 11. 1980 der obere Halbkörper unter Aussparung der Schädelkalotte einzeitig mit einer Mittelliniendosis von 7 Gy bestrahlt. Die untere HKB folgte am 7. 1. 1981 mit einer Mittelliniendosis von 8 Gy.

Die akuten Strahlenreaktionen boten keine Besonderheiten und gingen rasch vorüber. In den ersten 6 Wochen nach der unteren HKB klagte die Patientin gelegentlich über Brechreiz und Übelkeit. Die strahlenbedingte Mundtrockenheit hielt fast ein Jahr an. In der rechten Achselhöhle entwickelte sich eine schrumpfende Narbe mit zeitweiliger Bewegungseinschränkung im Schultergelenk. Das harte Lymphknotenpaket in der rechten Achselhöhle bildete sich vollständig zurück. Jetzt ist Frau E. I. 8 Jahre seit der HKB tumorfrei.

Zusammenfassend gestatten die geschilderten Beobachtungen in Übereinstimmung mit FITZPATRICK und RIDER die Schlußfolgerung, daß die einzeitige HKB bei etwa zwei Drittel der Patienten mit fortgeschrittenen metastasierenden

Krebserkrankungen rasch palliativ hilft, wobei die Schmerzlinderung im Vordergrund steht. In einigen Fällen lassen sich länger anhaltende Remissionen und damit eine Verlängerung lebenswerten Lebens erzielen. Vereinzelt ist auch eine langjährige Symptomfreiheit möglich. Die HKB wird verhältnismäßig gut vertragen und ist angesichts der Schwere des Grundleidens zumutbar. Als Spätkomplikation der einzeitigen oberen HKB kann dosisabhängig nach 3 bis 6 Monaten eine lebensbedrohende Pneumonitis auftreten. Wie anderenorts dargelegt (s. 3.4.5.1.) ist eine solche jedoch durch Korrektur und Begrenzung der effektiven Lungendosis auf 8 Gy und Dosisteilung vermeidbar. Einzeitige HKB können auch nach Lokalbestrahlungen und antineoplastischer Chemotherapie durchgeführt werden und schließen diese zu einem späteren Zeitpunkt nicht aus.

3. Hochdosierte obere und untere Halbkörperbestrahlungen als adjuvante Therapie nach der Radikaloperation fortgeschrittener Brustkrebse – Eine Pilotstudie –

3.1. *Begründung und Zielsetzung*

Die günstigen Erfahrungen mit der palliativen HKB inkurabler Krebserkrankungen zur Linderung von Beschwerden und zur Verzögerung des Krankheitsverlaufs ermutigten uns, dieses Verfahren in einer Pilotstudie als adjuvante Behandlung nach der Radikaloperation loko-regional fortgeschrittener Brustkrebse einzusetzen. Dabei gingen wir von 5 Gesichtspunkten aus:

1. Viele scheinbar kurable Brustkrebse haben bereits zum Zeitpunkt der Operation klinisch und radiologisch stumme Metastasen außerhalb des Operationsgebietes und außerhalb des mit einer lokalen Nachbestrahlung erreichbaren Areals gesetzt. Sie sind deshalb durch die klassische Behandlung mit Operation und örtlicher Nachbestrahlung auf Dauer nicht zu heilen. Das gilt besonders für Karzinome mit einem fortgeschrittenen lokalen Tumorwachstum und für solche mit Achsellymphknotenmetastasen. Die Häufigkeit einer okkulten Metastasierung wird von Berndt im Stadium II auf 50 % und im Stadium III auf mindestens 70 % geschätzt. Daraus entspringt das Streben nach einer adjuvanten Ganzkörperbehandlung.

2. Eine solche ist die seit Jahren vielerorts geübte adjuvante antineoplastische Chemotherapie. Diese besitzt jedoch nur eine sehr begrenzte Wirksamkeit. Zwar scheint es, daß sie bei besonders ungünstig gelagerten Fällen das symptomfreie Intervall und die Überlebenszeit verlängern kann. In der Regel führt sie aber nicht zu einer Dauerheilung (Ahmann). Andererseits stellt sie ein die Patienten langzeitig sehr belastendes Verfahren dar, das einen hohen Arbeits- und Kostenaufwand erfordert.

3. Zytostatika wirken nur dort, wo sie dank einer guten Durchblutung in ausreichender Konzentration hingelangen. Die örtliche Verteilung der Strahlenenergie unterliegt jedoch allein physikalischen Gesetzen. Im häufig schlecht durchbluteten Inneren von Krebsherden kann daher das Zytostatika-Angebot unzureichend bleiben, während auch dort die volle Strahlendosis wirksam wird. Außerdem müssen die Zytostatika vom Organismus mühsam entgiftet werden. Die für die Strahlenwirkungen verantwortlichen Radikale sind dagegen sehr kurzlebig und wandeln sich rasch von selbst in inaktive Moleküle um (EICHHORN).

4. Für eine relativ hohe Strahlenempfindlichkeit von Mikrometastasen, auch verhältnismäßig wenig radiosensibler Geschwülste, sprechen
- die signifikante Senkung der Häufigkeit postoperativer Lokalrezidive durch mäßig hochdosierte Vor- oder Nachbestrahlungen bei Brustkrebs,
- die Verbesserung der Heilungschancen bei Mastdarmkrebs durch eine mäßig hochdosierte präoperative Bestrahlung oder
- die Senkung der Metastasierungsrate nach der Operation kindlicher Osteosarkome durch niedrig dosierte Lungenbestrahlungen.

5. Rückbildungen von Brustkrebsen nach Einzeitbestrahlungen mit 6 bis 8 Gy sind bereits vor 60 Jahren, u. a. von WINTZ beschrieben worden und aus dem eigenen Krankengut zu belegen.

Aus den unter 4. und 5. angeführten Erfahrungen leiteten wir die Hoffnung ab, daß es durch eine postoperative hochdosierte obere und untere HKB gelingen könne, gegebenenfalls vorhandene Mikrometastasen zu dezimieren und so eine manifeste Metastasierung zu verzögern oder vielleicht sogar zu verhindern, das heißt, eine Verlängerung des symptomfreien Intervalls und der Überlebenszeit herbeizuführen, ja einige Fälle mit Mikrometastasen vielleicht sogar zu heilen.

Wie übrigens die Abbildung 2 erkennen läßt, haben FITZPATRICK und RIDER bereits 1976 die Möglichkeit adjuvanter oberer und unterer HKB zur Behandlung latenter Metastasierungen erwogen. Unseres Wissens sind aber solche bis zum Zeitpunkt des Beginns unserer Pilotstudie nicht praktiziert worden.

Selbstverständlich darf eine adjuvante Therapie die Patienten weder gefährden noch schädigen. Auch darf sie die durch die Erstbehandlung geschaffenen Erfolgschancen nicht schmälern. Die Hauptaufgabe unserer Pilotstudie war deshalb zu klären, ob die postoperative obere und untere HKB mit Risiken verbunden ist oder vielleicht sogar schaden kann, z. B. durch eine Immunsuppression mit nachfolgender Geschwulstaussaat oder durch andere unvertretbare Bestrahlungsfolgen. Auch galt es festzustellen, in welchem Maße die HKB die Patienten belastet und ihnen Unannehmlichkeiten bereitet, damit ein Vergleich mit den Unannehmlichkeiten und Belastungen durch die gängigen adjuvanten Behandlungsverfahren, also die lokale Nachbestrahlung und die Langzeitchemotherapie möglich wird.

Die Klärung dieser Fragen erforderte eine sorgfältige Patientenüberwachung mit wiederholten Untersuchungen zahlreicher Parameter, zum Teil über mehrere Jahre. Das sehr arbeitsaufwendige Überwachungs- und Untersuchungsprogramm konnte nur durch eine enge Zusammenarbeit des in den Vorbemerkungen genannten Wissenschaftlerkollektivs und vieler Helferinnen und Helfer unter Mitwirkung von Partnereinrichtungen verwirklicht werden. Bei den Patienten mußte eine hohe Kooperationsbereitschaft induziert und über lange Zeit aufrecht erhalten werden. Wiederholt waren subjektive Widerstände innerhalb der Klinik zu überwinden.

Zugleich bot die Pilotstudie erstmalig eine Gelegenheit, die Wirkungen der vollständigen oberen und unteren HKB auf den klinisch tumorfreien Menschen zu studieren und so zu einer Erweiterung unseres strahlenbiologischen Wissens beizutragen.

Dagegen war die Pilotstudie weder konzipiert noch geeignet zu entscheiden, ob die adjuvante postoperative HKB eine höhere Überlebensrate bringt als die lokale Nachbestrahlung oder die adjuvante Chemotherapie. Die Beantwortung dieser Frage setzt eine größere prospektive Studie an einem randomisierten Krankengut voraus. Eine solche ist jedoch nur dann vertretbar und zu verantworten, wenn man weiß, daß die HKB die Gefährdung des Patienten nicht vergrößert, ihm keinen Schaden bringt und daß die damit verbundenen Risiken und Unannehmlichkeiten zumutbar sind.

3.2. Patientengut

Vom Januar 1981 bis zum Januar 1984 führten wir bei 20 Frauen, die wegen eines loko-regional fortgeschrittenen Brustkrebses in verschiedenen Krankenhäusern mit Ausräumung der Achselhöhle radikal operiert worden waren, vollständige obere und untere HKB durch. Zum Zeitpunkt der Operation waren die Patientinnen 27 bis 67 Jahre alt. Ihr Durchschnittsalter betrug 51 Jahre. 2 waren jünger als 40 und 4 älter als 60 Jahre. Die von den Operateuren mitgeteilte Klassifizierung lautete für die Primärtumoren 14mal T_2 und 6mal T_3, für die Lymphknoten 13mal N_1, 5mal N_2 und 2mal N_3. In allen Fällen waren Lymphknotenmetastasen histologisch gesichert worden. 8 Krebse gehörten dem Stadium II und 12 dem Stadium III an (Tab. 1).

Bei allen Patientinnen wurden vor der HKB manifeste Tumorreste oder Metastasen durch sorgfältige klinische Untersuchungen, Thoraxröntgenaufnahmen, Computertomographie der Leber und des Hirns sowie durch Skelettszintigraphie ausgeschlossen. Insgesamt handelte es sich also um Kranke mit relativ ungünstiger Prognose. Ein Verzicht auf eine lokale Nachbestrahlung oder eine Chemotherapie erschien vertretbar, da von diesen Verfahren kaum eine Erhöhung der Chance auf eine Dauerheilung zu erwarten war. Alle Patientinnen erklärten sich nach einer Aussprache über die vorgesehene Therapie mit den HKB und den nachfolgenden Untersuchungen einverstanden.

Um auszuschließen, daß die adjuvante HKB einen ungünstigen Einfluß auf den Verlauf der Brustkrebserkrankung ausübt, z. B. durch Provokation einer hämatogenen Geschwulstaussaat, wurden 15 in gleicher Weise verschiedenenorts radikal operierte Mammakarzinompatientinnen als Vergleichskollektiv wie bisher einer lokalen Röntgennachbestrahlung unterzogen und, soweit sie noch nicht in der Menopause waren, einer Strahlenmenolyse zugeführt. Sie waren zum Zeitpunkt der Operation 40 bis 60 Jahre alt. Ihr Durchschnittsalter betrug 50,2 Jahre. Die Primärtumoren waren von den Operateuren 13mal als T_2 und je einmal als T_1 bzw. T_3, die Achsellymphknoten 3mal als N_0, 10mal als N_1 und je einmal als N_2 bzw. N_3 klassifiziert worden. Die 3 auch histologisch metastasenfreien Fälle wiesen einen prognostisch nachteiligen medialen Sitz der Primärtumoren auf. Bei den übrigen 12 Patientinnen wurde die Achsellymphknotenmetastasierung histologisch bestätigt. Insgesamt gehörten 12 Fälle dem Stadium II und 3 dem Stadium III an (Tab. 2).

Tabelle 1
Klassifizierung der 20 mit HKB behandelten Patientinnen nach dem TNM-System

TNM-Formel	Stadium	Zahl der Fälle
$T_2N_1M_0$	II	8
$T_2N_2M_0$	III	5
$T_2N_3M_0$		1
$T_3N_1M_0$		5
$T_3N_3M_0$		1 (zusammen 12)

Der Anteil der Karzinome mit sehr ungünstiger Prognose war damit deutlich kleiner als im Kollektiv der halbkörperbestrahlten Patientinnen. Manifeste

Tabelle 2
Klassifizierung der 15 lokal bestrahlten Patientinnen nach dem TNM-System

TNM-Formel	Stadium	Zahl der Fälle
$T_2N_0M_0$	II	3
$T_2N_1M_0$		9 (zusammen 12)
$T_1N_2M_0$	III	1
$T_2N_3M_0$		1
$T_3N_1M_0$		1 (zusammen 3)

Tumorreste oder Metastasen wurden auch in diesen Fällen durch sorgfältige klinische Untersuchungen, Thoraxröntgenaufnahmen, Computertomographie des Hirns und der Leber sowie durch Skelettszintigraphie ausgeschlossen.

3.3. Bestrahlungsmethoden

Die HKB begann 4 bis 8 Wochen nach der Operation mit der Bestrahlung der oberen Körperhälfte. Sie wurden grundsätzlich nach stationärer Aufnahme durchgeführt. Zur Dämpfung des Strahlensyndroms erhielten die Patientinnen etwa 30 min vor den Bestrahlungen Marophen oder Propaphenin intramuskulär. Die Bestrahlungstechnik entsprach dem bei den palliativen HKB geübten Vorgehen. Die Feldgrenze lag in Höhe des 2. bis 3. Lendenwirbels und in einem Fall, bei Frau E. G., in Höhe der Deckplatte des 5. Lendenwirbels. Bei den ersten 3 im ersten Halbjahr 1981 bestrahlten Patientinnen, den Frauen S. L., S. R. und E. G., betrug die einzeitig gegebene Mittelliniendosis der oberen HKB 8 Gy. Alle 3 entwickelten eine Pneumonitis, die bei der zuerst bestrahlten Frau S. L. einen tödlichen Verlauf nahm (s. unter 3.4.5.1.). Die Ursache der Pneumonitiden war der nachträglich bekannt gewordene Umstand, daß die effektive Lungendosis auf Grund der geringeren Lungendichte nicht 8 Gy sondern 9,05 bis 9,2 Gy betrug.

Vom 2. Halbjahr 1981 an wurde deshalb die effektive Lungendosis bei den nächsten 17 Patientinnen dem Vorschlag von Welker folgend auf 8 Gy korrigiert. Die Bestimmung der Lungendurchmesser und der Lungenkorrekturfaktoren erfolgte an Hand von 3 Computertomogrammen in Höhe der Sternoklavikulargelenke, der Bifurkation und der größten Lungenausdehnung. Auf eine Empfehlung von Eichhorn hin entschlossen wir uns weiterhin, die obere HKB in 2 Fraktionen zu je 4 Gy effektive Lungendosis im Abstand von 6 bis 7 Stunden zu verabreichen. Nach dieser Änderung des Bestrahlungsregimes wurde kein weiterer Fall von Pneumonitis beobachtet. Als Nachteil des geänderten Vorgehens mußte eine Reduzierung der Mittelliniendosis und damit der Dosis in der Thoraxwand, im Mediastinum sowie in allen extrapulmonalen Partien des oberen Halbkörpers in Kauf genommen werden. In Abhängigkeit vom Lungendurchmesser und vom Durchmesser des Thorax betrug sie 11 % bis 14 %, entsprechend einer Dosis von 7 Gy mit geringen Abweichungen.

Die unteren HKB wurden immer einzeitig mit einer Mittelliniendosis von 8 Gy gegeben. Sie erfolgten in der Regel 3 bis 4 Wochen nach der oberen HKB, wenn sich das Knochenmark hinreichend erholt hatte. Nur in einem Fall war das Intervall wegen einer zwischenzeitlich aufgetretenen Cholecystitis ein wenig länger.

Die wichtigsten Daten der Patientinnen der Pilotstudie und der durchgeführten HKB sind in der Tabelle 3 zusammengefaßt.

Die bei den Patientinnen des Vergleichskollektivs verabreichten lokalen Röntgenbestrahlungen begannen ebenfalls 4 bis 8 Wochen nach der Operation. Die Thoraxwand der operierten Seite wurde vom kontralateralen Sternalrand bis zur hinteren Achsellinie durch 2 Zangenfelder und ein etwa in der Medioklavikular-

Tabelle 3

Daten der mit HKB behandelten Patientinnen

Ger = Bestrahlungsgerät, Eff. Lu-D = Effektive Lungendosis, M-Li-D = Mittelliniendosis, Ga = Gammatron III, Li = Linearbeschleuniger Neptun 10 p

			Obere HKB				Untere HKB		
Pat.	Alter (Jahre)	TNM-Formel	Datum	Ger	M-Li-D (Gy)	Eff. Lu-D (Gy)	Datum	Ger	M-Li-G (Gy)
1. S. L.	67 6/12	T_3N_1	16. 3. 81	Ga	8,0	9,05 – 9,2	8. 4. 81	Li	8,0
2. S. R.	57 9/12	T_2N_1	18. 3. 81	Ga	8,0	9,05 – 9,2	8. 4. 81	Li	8,0
3. E. G.	55 11/12	T_2N_1	6. 4. 81	Li	8,0	9,05 – 9,2	13. 5. 81	Li	8,0
4. J. R.	42 4/12	T_2N_1	19. 7. 81	Li	2 × 3,5	2 × 4,0	4. 8. 81	Li	8,0
5. H. I.	55 3/12	T_3N_1	20. 7. 81	Li	2 × 3,5	2 × 4,0	19. 8. 81	Li	8,0
6. K. B.	63 8/12	T_2N_2	30. 7. 81	Li	2 × 3,5	2 × 4,0	26. 8. 81	Li	8,0
7. W. H.	61 9/12	T_2N_1	28. 9. 81	Ga	2 × 3,5	2 × 4,0	28. 10. 81	Li	8,0
8. E. H.	63 7/12	T_2N_2	30. 9. 81	Ga	2 × 3,5	2 × 4,0	27. 10. 81	Li	8,0
9. S. L.	49 10/12	T_2N_1	2. 2. 82	Li	2 × 3,5	2 × 4,0	1. 3. 82	Li	8,0
10. G. H.	54 6/12	T_2N_2	15. 2. 82	Li	2 × 3,5	2 × 4,0	8. 3. 82	Li	8,0
11. M. I.	59 8/12	T_2N_1	1. 6. 82	Li	2 × 3,5	2 × 4,0	21. 6. 82	Li	8,0
12. L. C.	49 6/12	T_2N_1	9. 6. 82	Li	2 × 3,5	2 × 4,0	6. 7. 82	Ga	8,0
13. B. G.	33 3/12	T_3N_1	14. 7. 82	Li	2 × 3,5	2 × 4,0	16. 8. 82	Li	8,0
14. O. R.	43 3/12	T_2N_1	30. 8. 82	Li	2 × 3,5	2 × 4,0	20. 9. 82	Li	8,0
15. B. H.	27 3/12	T_3N_1	2. 11. 82	Ga	2 × 3,5	2 × 4,0	20. 11. 82	Li	8,0
16. O. I.	49 6/12	T_2N_2	22. 11. 82	Ga	2 × 3,5	2 × 4,0	16. 12. 82	Li	8,0
17. F. K.	44 8/12	T_3N_3	17. 1. 83	Ga	2 × 3,5	2 × 4,0	8. 2. 83.	Li	8,0
18. Eu. G.	45 1/12	T_2N_2	17. 3. 83	Li	2 × 3,5	2 × 4,0	7. 4. 83	Li	8,0
19. S. I.	48 1/12	T_3N_1	25. 5. 83	Li	2 × 3,5	2 × 4,0	15. 6. 83	Li	8,0
20. Be. G.	44 11/12	T_2N_3	6. 3. 84	Li	2 × 3,5	2 × 4,0	28. 3. 84	Li	8,0

linie perpendikulär aufgesetztes Zusatzfeld zur Dosisaufsättigung erfaßt, wobei das letztere eine weiche Strahlung erhielt. Ein von kaudal-lateral angesetztes Axillarfeld diente der Bestrahlung der Achselhöhle, die außerdem vom dorsalen Zungenfeld her belastet wurde. Ein nach lateral-kranial gerichtetes Infraklavikularfeld und ein nach medial-dorsal gerichtetes vorderes Supraklavikularfeld komplettierten die Bestrahlung des Lymphabflußgebietes. Die im Verlauf von 4 Wochen an 24 Tagen gegebenen Bestrahlungen führten in der vorderen seitlichen Thoraxwand und im Lymphabflußgebiet bis zur Supraklavikularregion zu einer Dosis von etwa 36 Gy, so daß die Haut mit einem mäßig starken

Erythem und in der Achselhöhle sowie in der Supraklavikulargrube zum Teil mit einer exsudativen Dermatitis reagierte.

Die Menolysebestrahlungen erfolgten einzeitig mit dem Telekobaltgerät oder dem Linearbeschleuniger von 2 opponierenden, isozentrischen, ventro-dorsalen Stehfeldern aus, die den Unterbauch von der Symphyse bis in Höhe des ersten Kreuzbeinsegmentes erfaßten. Dabei betrug die Dosis in der Mittelebene 6 Gy.

3.4. *Wirkungen der Halbkörperbestrahlungen auf den menschlichen Organismus*

3.4.1. *Klinische Frühreaktionen*

Da bei der oberen HKB eine größere Zahl funktionell wichtiger Organe durchstrahlt wird als bei der unteren HKB, waren die Reaktionen nach der ersteren stärker als nach der letzteren. Zunächst machten sich vorzugsweise vegetativ bedingte Erscheinungen bemerkbar. Dabei standen Störungen seitens des Verdauungskanals im Vordergrund. Bereits innerhalb der ersten Stunde kam es zu Brechreiz und Erbrechen, das sich zum Teil mehrfach wiederholte. Es klang 4 Stunden post radiationem (p. r.) weitgehend ab, wurde jedoch nach der 2. Fraktion der oberen HKB vorübergehend wieder stärker. Nach der unteren HKB verschwand es 6 Stunden p. r. völlig. In 3 Fällen blieb nach der unteren HKB ein Erbrechen aus. Durchfälle traten 5mal etwa 3 Stunden nach der oberen HKB und 9mal bereits in der ersten Stunde nach der unteren HKB mit Rückbildung nach 4 Stunden auf.

Etwa 3 Stunden p. r. begann ein geringer Anstieg der Körpertemperatur und der Pulsfrequenz, die nach 6 Stunden durchschnittliche Maxima von 37,2 ± 0,7 °C bzw. von zusätzlich 19 Schlägen/min erreichten und sich innerhalb der ersten 24 Stunden wieder normalisierten (Abb. 3). Die höchsten Einzelwerte bis zu 39 °C und 128 Schlägen/min wurden bei den ersten 3 mit einzeitiger oberer HKB behandelten Frauen beobachtet. 3mal nach oberer und einmal nach unterer HKB war der Temperaturanstieg mit einem Schüttelfrost verbunden.

Als weitere Bestrahlungsfolgen wurden 9mal nach oberer und 6mal nach unterer HKB eine ausgesprochene Müdigkeit, 5mal nach oberer HKB Kopfschmerzen sowie vereinzelt Schwindelgefühl und Gliederschmerzen angegeben. – Die engmaschig kontrollierten Blutdruckwerte zeigten am 1. Tag p. r. ein biphasisches, statistisch nicht signifikantes Verhalten. Einem kurzdauernden Blutdruckanstieg folgte ein geringer vorübergehender Abfall.

Über die klinischen Reaktionen in den ersten 24 Stunden informiert die Tabelle 4. Insgesamt war bemerkenswert, daß das Reaktionsbild bereits nach der ersten Fraktion der oberen HKB voll ausgeprägt war und nach der zweiten Fraktion keine zusätzliche Steigerung erkennen ließ.

Die geschilderten akuten Erscheinungen klangen innerhalb von 24 Stunden

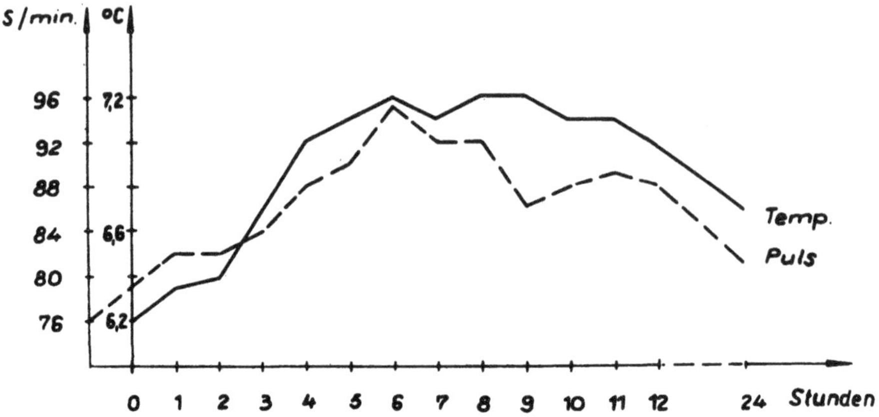

Abb. 3. Körpertemperatur und Pulsfrequenz nach oberer HKB [40]

weitgehend ab. Zum Teil blieben geringgradige Störungen des Wohlbefindens, wie Übelkeit, Brechreiz oder Mattigkeit über den ersten Tag hinaus bestehen oder kehrten nach kurzer Pause wieder. Sie zeigten nach 7 Tagen einen deutlichen Rückgang und verschwanden nach der 2. Woche p. r. nahezu vollständig.

Tabelle 4
Klinische Symptome in den ersten 24 Stunden p. r.

Symptome	Anzahl der Patientinnen	
	obere HKB	untere HKB
Nausea, Erbrechen	20	17
Diarrhoe	5	9
Parotitis	5	–
Schüttelfrost	3	1
Kopfschmerz	5	–
Gliederschmerz	1	1
Müdigkeit	9	6
Schwindelgefühl	1	1
Wadenkrampf	–	1
Schnupfen	1	–

Bei 5 Patientinnen entwickelte sich innerhalb der ersten 24 Stunden und bei 2 weiteren am 2. Tag nach der oberen HKB eine Parotitis mit Schmerzen bei Kaubewegungen, Druckempfindlichkeit und Mundtrockenheit. Während die akuten Entzündungserscheinungen nach 4 bis 6 Tagen verschwanden, hielt die Mundtrockenheit meistens längere Zeit an.

Flüchtige geringgradige Schleimhautreaktionen im Sinne einer Glossitis und Oesophagitis mit einem brennenden Gefühl am Zungenrand und leichten Schluckbeschwerden traten bei einigen Frauen zwischen dem 3. und dem 5. Tag p. r. auf. Entsprechend fanden sich nach der unteren HKB vereinzelt Zeichen einer Vulvitis oder Cystitis. Schleimhautbedingte Durchfälle spielten überraschenderweise nur eine untergeordnete Rolle und hielten lediglich in einem Fall bis zum 4. Tag p. r. an. Dagegen klagte die Hälfte der Patientinnen bis zum 7. Tag nach der unteren HKB über Schmerzen in den Beinen, möglicherweise infolge einer Synovitis.

Als eine sehr beeindruckende und psychologisch bedeutsame Bestrahlungsfolge stellte sich 9 bis 15 Tage nach der oberen HKB regelmäßig ein etwa 2 Wochen dauernder vollständiger Haarausfall ein, der das zeitweilige Tragen eines Haarersatzes erforderlich machte. Das erneute Haarwachstum begann etwa nach 3 Monaten und führte in der Regel zu einer sehr dichten Kopfbehaarung, teilweise mit einer zuvor entbehrten Lockenbildung.

Offenbar durch Beeinflussung des Immunsystems trat bei 3 Patientinnen zwischen dem 15. und 21. Tag nach der oberen HKB ein Herpes labialis und nach der unteren HKB einmal ein Soorbefall der Zunge auf. Wie weit eine nach dem gleichen Intervall beobachtete Cholecystitis, eine Tonsillitis und ein grippaler Infekt in einem ursächlichen Zusammenhang mit der HKB standen, muß offen bleiben. Alle diese Störungen heilten unter entsprechender Therapie rasch aus.

3.4.2. Wirkungen auf das Blutbild

Da die Lymphozyten im Gegensatz zu anderen Blutzellen auch im Stadium der Reife eine hohe Strahlenempfindlichkeit besitzen, reagierten sie als erste auf die Bestrahlung. Bereits eine Stunde nach der ersten Fraktion der oberen HKB war im Mittel eine Verminderung von 2,44 Gpt/l auf 1,71 Gpt/l nachweisbar und nach 6 Stunden der tiefste Wert von 0,42±0,14 Gpt/l erreicht. Zwischen dem 4. und 7. Tag p. r. setzte ein allmählicher Anstieg ein. Nach 3 bis 4 Wochen, zum Zeitpunkt der unteren HKB, betrug die Lymphozytenzahl im Durchschnitt 1,25±0,47 Gpt/l, etwa 50 % des Ausgangswertes entsprechend.

Nach der unteren HKB verlief die Zellverminderung weniger rasch. Erst nach 2 Tagen wurden 0,55±0,22 Gpt/l als niedrigster Wert gezählt. Nach 4 bis 7 Tagen begann eine geringe Erholung, der bis zum 21. Tag p. r. eine Stagnation und bis zum 28. Tag ein erneuter leichter Abfall folgten. Ein stetiger wenn auch sehr langsamer Anstieg setzte 35 Tage p. r. ein und noch nach 360 Tagen lagen alle Werte signifikant unterhalb des Ausgangsbefundes. Nach 450 Tagen wurden im Mittel 2,04±1,26 Gpt/l entsprechend 83,6 % der Lymphozytenzahl vor der oberen HKB erreicht. Diese Differenz war jedoch bei beträchtlicher Streuung der Einzelwerte nicht mehr signifikant.

Bei den Granulozyten weisen nur die unreifen Formen eine hohe Strahlensensibilität auf. Deshalb und da die Bestrahlung einen Reiz zur Entleerung der Granulozytenspeicher ausübt, war bereits eine Stunde nach der ersten Fraktion der oberen HKB eine Zellvermehrung nachweisbar, die nach 4 Stunden mit 12,9±3,9 Gpt/l das Dreifache des Ausgangswertes erreichte und sich nicht signifikant noch bis zur 6. Stunde fortsetzte. Dann folgte ein 3 Tage dauernder rascher Abfall und anschließend eine Phase schwankender Werte mit einem Tiefpunkt von 2,63±1,4 Gpt/l nach 9 Tagen. Der Wiederanstieg vollzog sich zunächst sehr langsam und nach dem 14. Tag p. r. etwas rascher, bis er durch die untere HKB beendet wurde.

Infolge einer weitgehenden Entleerung der Granulozytenspeicher war die Zellausschüttung nach der unteren HKB weniger ausgeprägt. Innerhalb der ersten 4 Stunden stieg die Granulozytenzahl im Durchschnitt von 3,5±1,5 Gpt/l auf 7,9±3,1 Gpt/l. Anschließend war ein rascher Abfall und eine anhaltende Depression bis auf 0,9±0,45 Gpt/l am 9. Tag p. r. zu beobachten. Der Wiederanstieg erfolgte zunächst recht langsam, wurde vom 21. bis zum 28. Tag durch eine Stagnation unterbrochen und zeigte erst zwischen dem 28. und dem 35. Tag einen deutlichen Aufwärtstrend. Am 50. Tag waren 3,67±2,4 Gpt/l, am 180. Tag 4,12±1,8 Gpt/l und nach vorübergehender Verminderung am 360. Tag 4,23±1,69 Gpt/l erreicht, was 88,9 % des Ausgangswertes vor der oberen HKB entsprach.

Die Zahl der Leukozyten ergab sich aus einer Überlagerung des Verhaltens der Lymphozyten und der Granulozyten. Nach einer kurzdauernden, nicht signifikanten Verminderung in der ersten Stunde nach der ersten Fraktion der oberen HKB stieg die Gesamtleukozytenzahl nach 4 Stunden auf 15,3±4,68 Gpt/l, dem Doppelten des Ausgangswertes von 7,59±2,1 Gpt/l. Nach 6 Stunden setzte die Verminderung ein, nach einem Tag auf 9,1±3,6 Gpt/l, nach 2 Tagen auf 6,4±2,4 Gpt/l und weiter bis zum Minimum von 3,9±1,4 Gpt/l nach 9 Tagen. Der zwischen dem 9. und dem 14. Tag p. r. einsetzende Wiederanstieg führte nach 21 Tagen zu einer Zahl von 5,2±1,8 Gpt/l, entsprechend 68,9 % des Ausgangswertes.

Die nachfolgende untere HKB führte zu ähnlichen Veränderungen der Gesamtleukozytenzahl auf einem niedrigeren Niveau. Nach einer wenig ausgeprägten Verminderung stieg sie nach 4 Stunden auf 9,2±3,5 Gpt/l, fiel dann rasch ab, schwankte um 3,5 Gpt/l und erreichte am 9. Tag mit 2,07±0,5 Gpt/l ihren Tiefpunkt. Zwischen dem 9. und dem 14. Tag begann die Zellzahl langsam wieder anzusteigen, erreichte am 21. Tag 40,3 % des Wertes vor der oberen HKB, ging in der 4. Woche noch einmal ein wenig zurück und zeigte dann bis zum 50. Tag eine deutliche Zunahme. Danach erhöhte sie sich nur noch sehr zögernd. 180 Tage p. r. wurden 6,5±2,2 Gpt/l, also mehr als vor der unteren HKB und nach 360 Tagen 6,9±3,9 Gpt/l, also fast so viel wie vor Bestrahlungsbeginn gezählt.

Einen Überblick über das Verhalten aller weißen Blutzellen in den ersten 3 Wochen nach der oberen und unteren HKB vermittelt die Abbildung 4 und über die Langzeiterholung die Abbildung 5.

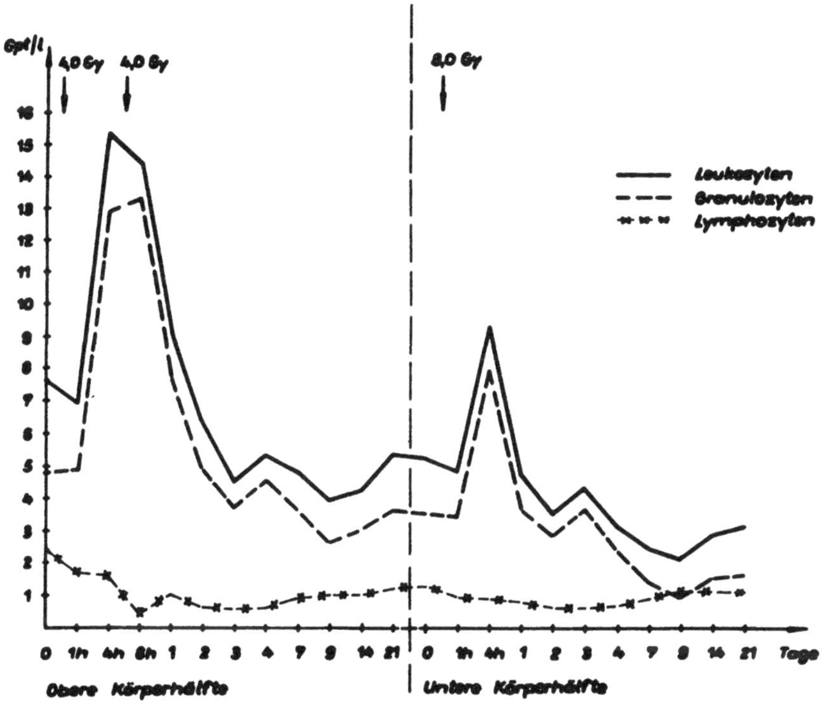

Abb. 4. Zahl der weißen Blutzellen in den ersten 3 Wochen nach oberer und unterer HKB [45]

Die Zahl der Thrombozyten zeigte bereits innerhalb der ersten Stunde nach der ersten Fraktion der oberen HKB eine geringe Verminderung, die unterbrochen durch einen leichten Anstieg zwischen dem 7. und dem 9. Tag bis zum 14. Tag p. r. anhielt und mit 129 ± 38 Gpt/l, das sind 55 % des Ausgangsbefundes, den Tiefpunkt erreichte. In der 3. Woche war eine statistisch nicht zu sichernde Erholung zu verzeichnen.

Nach der unteren HKB sank die Thrombozytenzahl kurzzeitig nicht signifikant ab, stieg am 1. Tag vorübergehend an und zeigte dann eine kontinuierliche Verminderung, wobei am 7. Tag mit 131 ± 47 Gpt/l die untere Normgrenze unterschritten wurde. Es folgte eine anhaltende Depression mit einem durchschnittlichen Minimum von 90 ± 42 Gpt/l am 28. Tag. In Einzelfällen wurden sehr niedrige Werte bis zu 35 Gpt/l beobachtet, ohne daß klinische Symptome

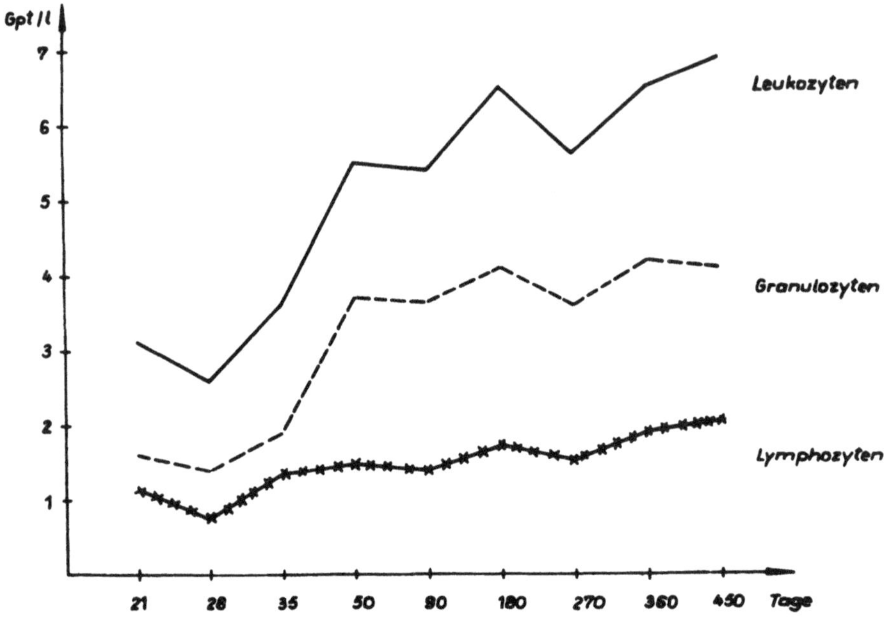

Abb. 5. Langzeitverhalten der weißen Blutzellen im Anschluß an die untere HKB [45]

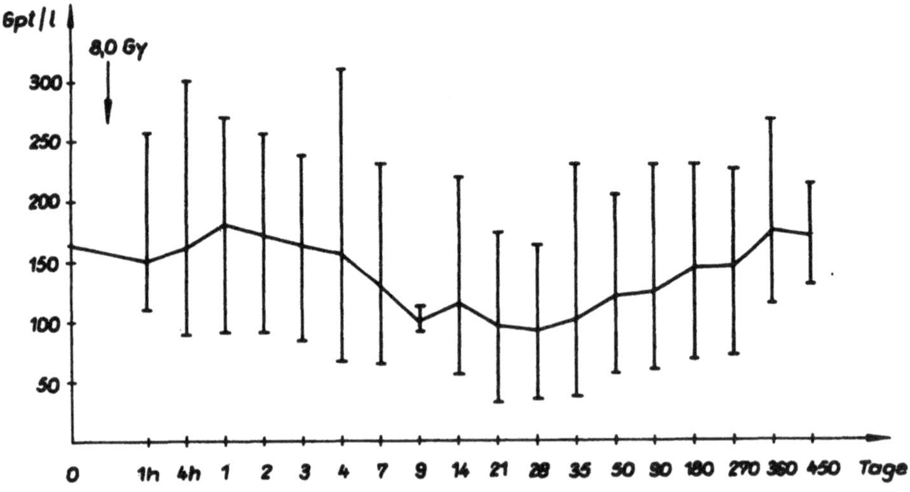

Abb. 6. Akutes und langzeitiges Verhalten der Thrombozyten nach oberer und unterer HKB [45]

einer erhöhten Blutungsbereitschaft in Erscheinung traten. Die nach etwa 35 Tagen einsetzende Erholung verlief sehr langsam, war bis zum 90. Tag nicht signifikant und gelangte erst nach 180 Tagen mit 144±45 Gpt/l in die Nähe der unteren Normgrenze. Nach 360 Tagen fanden sich 175±39 Gpt/l, 75,4% des Ausgangswertes vor der oberen HKB entsprechend (Abb. 6).

Die Retikulozytenzahlen zeigten eine kurzdauernde negative Schwankung, stiegen 4 Stunden nach der ersten Fraktion der oberen HKB infolge einer Zellausschüttung an und fielen dann bis zum 3. Tag kontinuierlich ab. Die absolute Zellzahl erreichte mit 6,5±3,6‰ gegenüber 10,4‰ vor der Bestrahlung und die über den Hämatokrit korrigierte Zellzahl mit 6,1±3,2‰ gegenüber 11,2‰ ihren Tiefpunkt. Bei starker Streuung der Einzelwerte wurde die untere Normgrenze im Mittel nicht unterschritten. Nach einer bis zum 9. Tag dauernden Depression stiegen die Zellzahlen bis zum 14. Tag auf den Ausgangswert und bis zum 21. Tag darüber hinaus signifikant an.

Im Gegensatz zu allen anderen Blutzellen war die Retikulozytenzahl zum Zeitpunkt der unteren HKB etwas höher als vor der oberen HKB. Unmittelbar nach der unteren HKB kam es zu einer kurzzeitigen signifikanten Verminderung und nach 4 Stunden zu einem nicht signifikanten Anstieg der Zellzahlen. Dieser

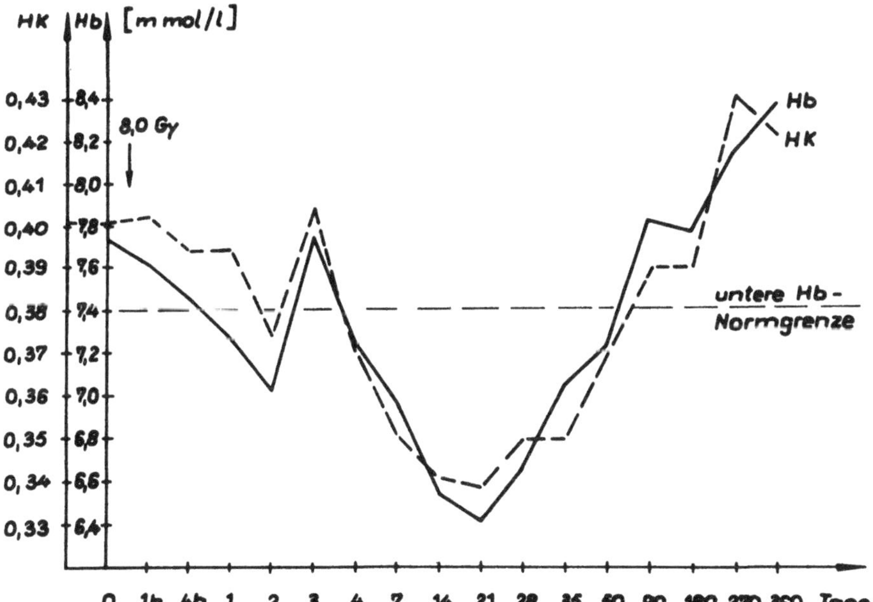

Abb. 7. Akutes und langzeitiges Verhalten des Hämatokrit und des Hämoglobinwertes im Anschluß an die untere HKB [45]

war wegen der reduzierten Knochenmarkreserve geringer als nach der oberen HKB. Bis zum 4. Tag sanken dann die absolute Retikulozytenzahl auf 6,7±3,1 ‰ und die korrigierte Retikulozytenzahl auf 6,0±2,7 ‰ als Tiefpunkt ab. Danach setzte ein zunächst diskontinuierlicher und vom 28. Tag an ein stetiger Anstieg ein, bis am 50. Tag p. r. keine signifikanten Unterschiede zu den Ausgangswerten vor der oberen HKB mehr nachweisbar waren.

Die Mittelwerte des Hämatokrits und des Hämoglobingehaltes des Blutes fielen in den ersten 3 Tagen nach der oberen HKB von 0,43±0,04 bzw. von 8,3 mmol/l gering auf 0,39±0,03 bzw. 6,9 mmol/l ab, der erstere langsam, der letztere bereits am 1. Tag unter die Normgrenze, um dann vorübergehend noch einmal anzusteigen. Nach dem 3. Tag wiesen beide Parameter eine stetige, langsame Zunahme auf.

Die untere HKB führte zu einer diskontinuierlichen Verminderung der Werte bis auf 0,34±0,04 bzw. 6,41±0,06 mmol/l am 21. Tag. Zwischen dem 21. und dem 28. Tag setzte eine langsame Erholung ein. Die untere Normgrenze wurde zwischen dem 50. und dem 90. Tag überschritten. Erst nach 270 Tagen ließen sich keine signifikanten Differenzen zu den Werten vor der oberen HKB mehr nachweisen (Abb. 7).

3.4.3. Wirkungen auf immunologische Parameter

Angesichts der Möglichkeit einer strahlenbedingten Immunsuppression mit ungünstigen Auswirkungen auf den Verlauf der Krebskrankheit kam der Beobachtung immunologischer Parameter eine besondere Bedeutung zu. Die Kontrolle der zellulären Immunität erfolgte mit verschiedenen Rosettentesten zur Bestimmung der T- und B-Lymphozyten im peripheren Blut. Für alle Rosettenteste waren zuvor an 40 gesunden Frauen Normbereiche ermittelt worden. Zur Separation der Lymphozyten im heparinisierten Venenblut diente die Zentrifugation über eine Visotrastlösung nach OTTO und SCHMIDT.

Für die Erfassung der T-Lymphozyten wurde der E-Rosettentest in 2 methodischen Modifikationen angewandt, einmal als Bestimmung der aktive oder frühe Rosetten bildenden Zellen (RBZ) nach WYBRAN und FUDENBERG sowie andermal als Bestimmung der totalen Rosetten nach WOODY.

Der Anteil der aktive Rosetten bildenden Zellen lag vor Bestrahlungsbeginn bei den meisten Patientinnen im Normbereich, in 4 Fällen jedoch darunter, möglicherweise weil die Operation erst kurze Zeit zurücklag. Nach der oberen HKB stieg der Anteil der RBZ am ersten Tag vorübergehend von 40±7,1 % auf 47,78 % an und sank bis zum 4. Tag auf 31±5,9 % der angefärbten kernhaltigen Zellen ab. Durch einen raschen Wiedanstieg wurde nach 14 Tagen die untere Normgrenze überschritten und nach 3 Wochen war mit 46,6±5,15 % ein höherer Wert als vor der Bestrahlung erreicht.

Nach der unteren HKB zeigten die RBZ ein ganz ähnliches Verhalten mit einem etwas geringeren initialen Anstieg, mit einer etwas weniger ausgeprägten Absenkung bis zum 6. Tag und mit einem Wiederanstieg auf 47,4±6,7% nach 3 Wochen. Bis zum 18. Monat schwankten die Anteile ohne Signifikanz nur geringfügig innerhalb des Normbereiches (Abb. 8).

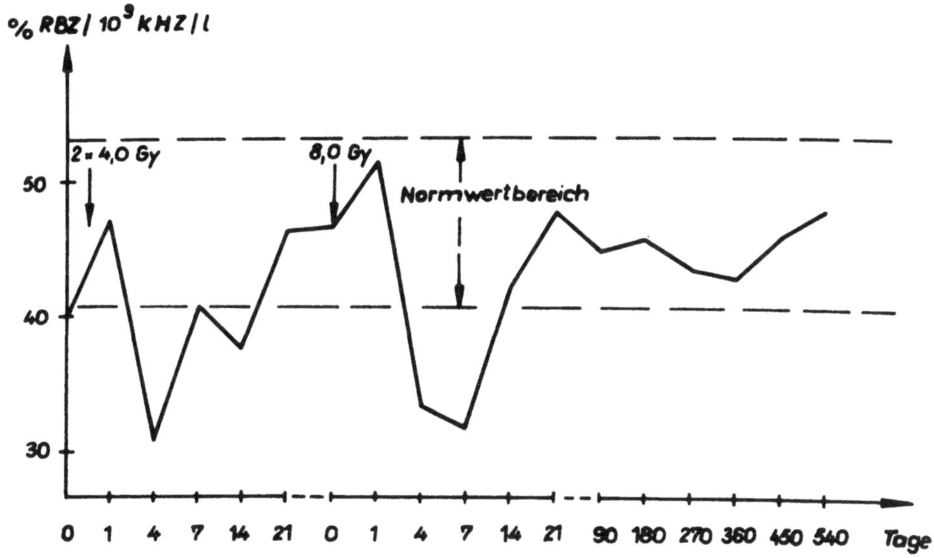

Abb. 8. Akutes und langzeitiges Verhalten der T-Lymphozyten (aktive E-Rosetten) nach oberer und unterer HKB [45]

Die totale Rosetten bildenden Zellen reagierten in gleicher Weise. Am ersten Tag p. r. stieg ihr Anteil von 49,7±11,8% auf 56,3±13,7% der kernhaltigen Zellen, sank bis zum 7. Tag auf 32,3±5,4% ab und überschritt bis zum 21. Tag mit 51,27±6,29% wieder die bei 50% liegende untere Normgrenze. Nach der unteren HKB wiederholte sich dieses Verhalten mit einer etwas geringeren Depression. 21 Tage p. r. fand sich ein normaler Anteil von 52,13±6,67%, der bis zu 18 Monaten p. r. mit geringen, nicht signifikanten Abweichungen erhalten blieb.

Die IgG-Fc-Rezeptoren tragenden Lymphozyten, zu denen u. a. auch die Suppressor-T-Zellen gehören, führen zur Rosettenbildung mit humanen OD-Erythrozyten, die mit humanem Anti-D-Serum beladen sind. Ihr Anteil von 13,6±2,9% der angefärbten kernhaltigen Zellen ging bereits am ersten Tag p. r. zurück, erreichte nach 4 Tagen mit 6,13±3,62% die untere Normgrenze, stieg zwischen dem 4. und dem 7. Tag wieder auf den Ausgangswert an, der, unterbrochen durch eine kurze negative Schwankung, weiterhin eingehalten wurde. Am 21. Tag betrug er 13,67±3,31%.

Nach unterer HKB zeigte sich eine ähnliche Reaktion. Die Depression erreichte zwischen dem 4. und 7. Tag p. r. einen Minimalwert von 5,47±1,89 %. Die nachfolgende Erholung führte zu einer geringen Überschreitung des Ausgangswertes vor der oberen HKB nach 21 Tagen. Dann konnten bis zum 18. Monat nur noch unwesentliche Schwankungen beobachtet werden.

Zur Bestimmung der B-Lymphozyten wurde die Rosettenbildung mit Erythrozyten von CBA-Mäusen benutzt. Der Anteil der RBZ stieg am 1. Tag nach der oberen HKB von 11,1±3,1 % auf 13,1±3,5 % an, ging am 4. Tag auf 5,87±2,06 % der kernhaltigen Zellen zurück und erholte sich dann sehr rasch. Er lag 7 Tage p. r. bei 11,13±3,11 % und nach 3 Wochen bei 12,93±3,88 %.

Die untere HKB führte nach einer nicht signifikanten positiven Schwankung am ersten Tag zwischen dem 4. und 7. Tag p. r. zu einer Absenkung auf 7,3±3,54 %. Bereits am 14. Tag war der Ausgangswert nahezu wieder erreicht. Es folgte ein langsamer überschießender Anstieg auf 15,07±5,89 % bis zum 180. Tag und schließlich eine allmähliche Rückkehr zum Ausgangswert. 18 Monate p. r. wurde mit 11±3,22 % etwa wieder der gleiche Anteil gemessen wie vor der Bestrahlung (Abb. 9).

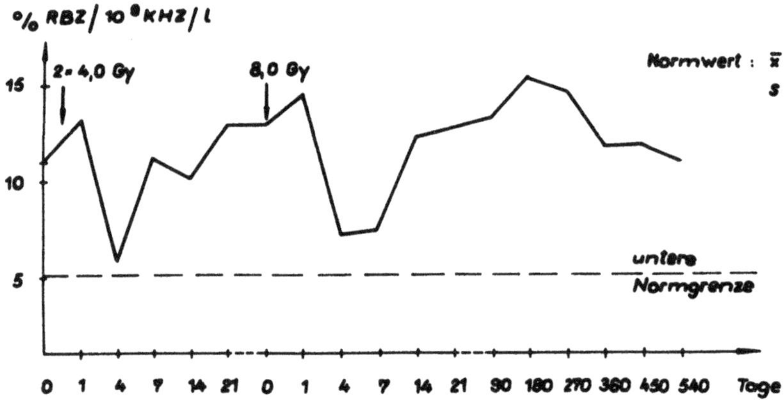

Abb. 9. Akutes und langzeitiges Verhalten der B-Lymphozyten nach oberer und unterer HKB [45]

Zusätzlich wurde bei 3 Patientinnen die Fähigkeit der Lymphozyten zur Blasttransformation durch mitogene Stimulierung mit Phythämagglutinin untersucht. Es zeigte sich, daß diese 3 Wochen nach der unteren HKB wieder im Normbereich lag.

Schließlich erfolgten zur Beurteilung der zellulären Immunität Untersuchungen mit dem 2-4-Dinitrochlorbenzen-Hauttest. Im Gegensatz zu Mitteilungen im Schrifttum (LÜBBE und GSTÖTTNER) ergaben sich jedoch uneinheitliche Reaktionen, so daß daraus keine Aussagen abgeleitet werden konnten.

Die humorale Immunitätslage wurde durch Bestimmung der Immunglobuline IgG, IgM und IgA mittels Immundiffusion überprüft. – Das IgG war vor Bestrahlungsbeginn mit durchschnittlich 12,8±2,91 g/l normal. 4 Tage nach der oberen HKB betrug es 11,8±2,6 g/l und nach 21 Tagen 11,73±2,77 g/l. 4 bis 7 Tage nach der unteren HKB sank es auf 11,1±2,6 g/l nicht signifikant ab. Nach 180 und 360 Tagen war mit etwa 13 g/l der Ausgangswert wieder erreicht. Alle Werte lagen innerhalb des Normbereiches.

Das IgA befand sich bei 6 Patientinnen während der gesamten Beobachtungsdauer etwas oberhalb des Normbereiches, so daß vor der Bestrahlung ein erhöhter Mittelwert von 4,37±1,49 g/l festgestellt wurde. Am Tag nach der oberen HKB setzte eine geringfügige Verminderung ein, die nach 14 Tagen 3,67±1,01 g/l als Minimum erreichte. Nach der unteren HKB ergaben sich keine nennenswerten Veränderungen. Bis 18 Monate p. r. lagen alle Mittelwerte ein wenig über der oberen Normgrenze von 3,5 g/l.

Das IgM sank am 4. Tag nach der oberen HKB von 1,56±0,76 g/l geringfügig auf 1,37±0,66 g/l und blieb bis zur unteren HKB auf diesem Niveau. Danach wurden weiterhin Werte unter dem Ausgangsbefund vor der oberen HKB gemessen. Diese unterschritten jedoch die untere Normgrenze nicht.

3.4.4. *Wirkungen auf ausgewählte Bestandteile des Serums*

3.4.4.1. *Enzymaktivitäten*

Die Aktivitäten der Serumenzyme wiesen vor und nach den Bestrahlungen eine verhältnismäßig breite Streuung auf.

Die Aspartataminotransferase (ASAT) zeigte eine normale mittlere Ausgangsaktivität von 396±150 nmol/s/l. Diese stieg einen Tag nach der oberen HKB auf 648±360 nmol/s/l an und lag 2 Tage p. r. mit 476±157 nmol/s/l wieder im Normbereich. Bei einer Patientin stieg die ASAT ein Tag p. r. von 619 nmol/s/l auf die bemerkenswerte Höhe von 1680 nmol/s/l an, ohne daß ein weiterer auffälliger Befund erhoben werden konnte. Am 7. Tag p. r. unterschritt das Mittel der Enzymaktivitäten mit 296±91,6 nmol/s/l die untere Normgrenze und kehrte erst nach 3 Wochen auf das Ausgangsniveau zurück.

Nach der unteren HKB schwankten die Aktivitäten der ASAT zunächst nur gering, stiegen 5 Tage p. r. leicht an und erreichten 7 Tage p. r. mit 546±186 nmol/s/l ein Maximum. Die Erhöhung dauerte bis zum 14. Tag an. Nach 3 Wochen war wieder ein normales Niveau erreicht. In einem Fall wurde nach 14 Tagen ohne ersichtlichen Grund ein Anstieg auf 1440 nmol/s/l beobachtet.

Die Alaninaminotransferase (ALAT) reagierte in ähnlicher Weise. Ihre Aktivität stieg nach der oberen HKB von 420±183 nmol/s/l am ersten Tag p. r. auf 635±354 nmol/s/l an, schwankte vom 2. bis zum 4. Tag, fiel zwischen dem 5. und dem 14. Tag unter 400 nmol/s/l und erreichte am 21. Tag 456±300 nmol/s/l.

Die Aktivität der ALAT lag vor der unteren HKB mit 484±301 nmol/s/l höher als vor der oberen HKB. Nach Schwankungen in den ersten 3 Tagen nach der unteren HKB folgte ab 4. Tag ein bis zum 14. Tag dauernder Anstieg auf 623±521 nmol/s/l. Erst ab 21. Tag gingen die Werte wieder zurück. Einschränkend muß darauf hingewiesen werden, daß je 2 hohe Einzelwerte am 14. und 21. Tag die Mittelwerte stark beeinflußten (Abb. 10).

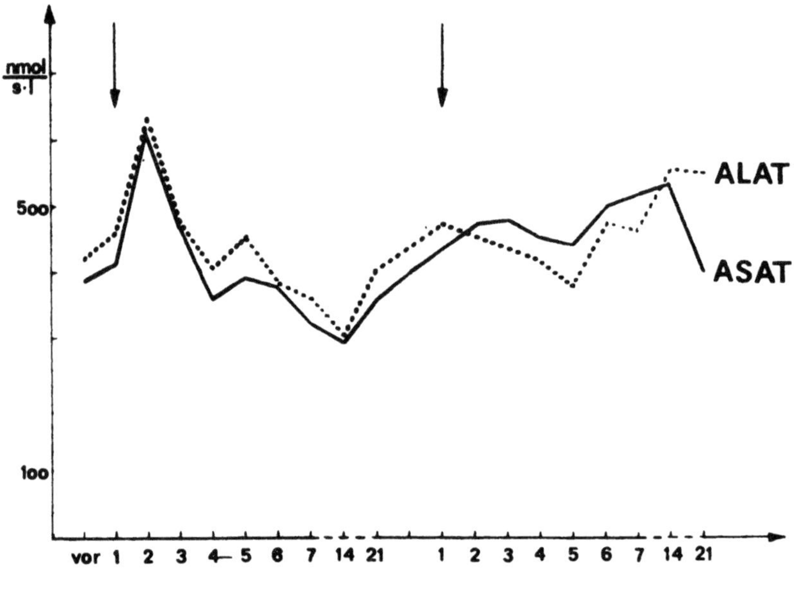

Abb. 10. Aktivität der Serumenzyme ALAT und ASAT nach oberer und unterer HKB [20]

Die Laktatdehydrogenase (LDH) und das Isoenzym α-Hydroxybutyratdehydrogenase (α–HBDH) wiesen nach der oberen und unteren HKB nur geringe, nicht signifikante Aktivitätsschwankungen innerhalb des Normbereiches auf. Während die LDH bereits 4 Stunden nach der ersten Fraktion der oberen und nach der unteren HKB eine geringe Anstiegstendenz erkennen ließ, fiel die α-HBDH gleichzeitig ein wenig ab. Unmittelbar vor der unteren HKB waren die Aktivitäten beider Enzyme gegenüber den Ausgangswerten geringfügig erniedrigt. Auffallende Veränderungen wurden nicht beobachtet.

Die Creatinkinase (CK) verhielt sich unterschiedlich. In 3 Fällen stieg die niedrige mittlere Ausgangsaktivität von 0,28±0,21 µmol/s/l bereits nach der ersten

Fraktion der oberen HKB auf 2,0 bis 3,67 µmol/s/l bzw. in 5 Fällen einen Tag nach der oberen HKB auf 2,75 bis 4,56 µmol/s/l. Es folgte eine rasche Aktivitätsabnahme bis zum 4. Tag und nach 14 Tagen waren die Ausgangswerte wieder erreicht. Bei den übrigen 15 Patientinnen blieb eine signifikante Aktivitätserhöhung aus. – Nach der unteren HKB wurde nur in einem Fall ein bemerkenswerter Aktivitätsanstieg beobachtet. Eine Ursache hierfür war nicht erkennbar. Bei allen anderen Frauen kam es nur zu geringen Veränderungen im Normalbereich (Abb. 11).

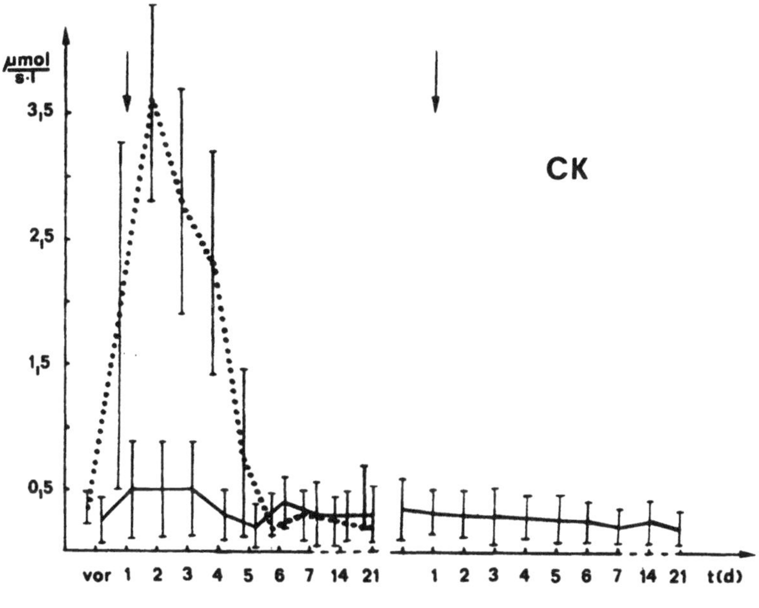

Abb. 11. Aktivität der Creatinkinase im Serum nach oberer und unterer HKB [20]
… erhöhte Enzymspiegel in 5 Fällen (s. Text)

Bei 5 Patientinnen zusätzlich vorgenommene Bestimmungen des herzmuskelspezifischen Isoenzyms CK-MB waren wegen methodischer Schwierigkeiten nicht verwertbar.

Die Aktivität der α-Amylase stieg im Mittel bereits 4 Stunden nach der ersten Fraktion der oberen HKB von 6,17±2,57 AE/l auf 13,6±6,7 AE/l an, erreichte einen Tag p. r. 33,4±18,4 AE/l und fiel dann bis zum 7. Tag erst schnell, dann langsamer wieder auf den Ausgangswert ab. Lediglich in 3 Fällen blieb ein pathologischer Aktivitätsanstieg aus. Bemerkenswert war, daß bei 7 Patientinnen, die klinisch Zeichen einer radiogenen Parotitis aufwiesen, in der Frühphase der Reaktion höhere Enzymaktivitäten gemessen wurden, der Gipfelwert bis auf 38,9±17,2 AE/l anstieg und auch der Aktivitätsabfall etwas langsamer erfolgte. Nach 7 Tagen lag die Aktivität jedoch auch hier wieder in Höhe des Ausgangswertes (Abb. 12).

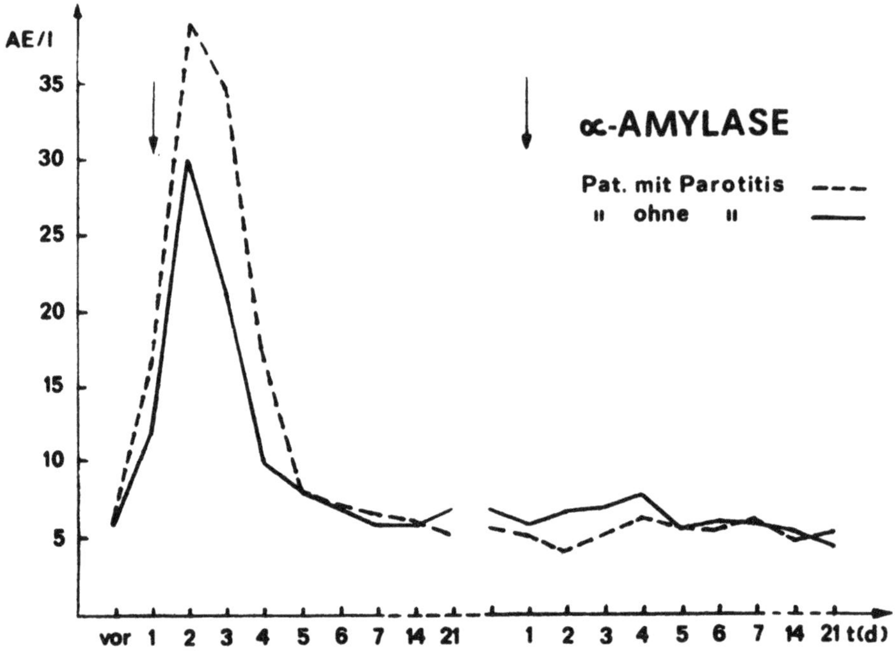

Abb. 12. Aktivität der α-Amylase im Serum nach oberer und unterer HKB [20]

Da die für die Freisetzung der α-Amylase verantwortlichen Speicheldrüsen einschließlich des Pankreas im Wirkungsbereich der oberen HKB lagen, fanden sich nach der unteren HKB keine statistisch signifikanten Aktivitätsveränderungen. Nur bei 2 Patientinnen wurden in den ersten 5 Tagen p. r. geringe Erhöhungen beobachtet.

Die Lipase-Aktivität stieg im Mittel in den ersten beiden Tagen nach der oberen HKB langsam von 1,7±1,4 µmol/s/l auf 3,3±1,9 µmol/s/l an und fiel dann wieder ab, wobei nicht signifikante Schwankungen der Werte innerhalb des Normbereiches auftraten. In einem Fall wurde eine vorübergehende Aktivitätserhöhung auf 9,9 µmol/s/l beobachtet.

Nach der unteren HKB schwankte die Lipase-Aktivität nur unbedeutend um den Ausgangswert. Statistisch signifikante Veränderungen blieben aus.

Die alkalische Phosphatase zeigte einen Tag nach der oberen HKB eine geringe, jedoch signifikante Aktivitätsverminderung innerhalb des Normbereiches. Sie hielt bei 19 Patientinnen bis zum 21. Tag an. In einem Fall erfolgte vom 7. Tag ab ein Anstieg infolge einer akuten Cholezystitis.

Ein Tag nach der unteren HKB stellte sich ebenfalls eine geringe, signifikante Aktivitätsverminderung ein, der nach 2 Tagen ein langsamer Anstieg folgte, so daß nach 21 Tagen nahezu der Ausgangswert vor der oberen HKB erreicht war.

Die saure Phosphatase reagierte nach der oberen HKB mit einer geringen Aktivitätserhöhung vom 3. bis zum 5. Tag p. r. von 93,7±19,6 nmol/s/l auf 108,2±52,7 nmol/s/l bei großer Streuung der Einzelwerte. Nach einer Woche wurde wieder die Ausgangsaktivität gemessen.

Nach der unteren HKB stellte sich ein Tag p. r. eine ähnliche Aktivitätserhöhung ein, die nach 3 Tagen mit 116±42,4 nmol/s/l ein Maximum aufwies. Der Abfall erfolgte sehr langsam und blieb bis zum 21. Tag unvollständig. Der gesamte Verlauf konnte mit dem Wilcoxen-Vorrangtest nicht statistisch gesichert werden.

3.4.4.2. Hormonspiegel

Bei 14 Patientinnen erfolgten Verlaufsuntersuchungen der Schilddrüsenhormone L-Trijodthyronin (T_3) und L-Thyroxin (T_4) sowie des Cortisols mit handelsüblichen RIA-Tests.

Ein Tag nach der oberen HKB fand sich ein signifikanter T_3-Abfall auf einen Mittelwert von 1,44±0,02 nmol/l. Nach 5 Tagen kam es zu einem signifikanten T_4-Anstieg auf einen Höchstwert von 135±12 nmol/l. Außerdem erhöhte sich der Cortisolspiegel. Alle diese Veränderungen gingen rasch vorüber. Sie entsprachen den hormonalen Reaktionen auf akute physische oder psychische Belastungssituationen und auf schwere Erkrankungen. Der T_4-Anstieg kann einmal als Folge einer klinisch latenten Strahlenthyreoiditis angesehen oder als sympathiko-adrenale Stimulierung der Schilddrüse im Zusammenhang mit dem Stress durch die Bestrahlung gedeutet werden. Für die letztere Annahme spricht der gleichzeitige vorübergehende Cortisol-Anstieg, zumal da die Nebennieren im Einwirkungsbereich der oberen HKB lagen.

Nach der unteren HKB wurden keine Veränderungen des T_3 oder des T_4-Spiegels festgestellt.

3.4.4.3. Eiweiß

Der Gesamteiweißgehalt des Serums lag vor und nach den Halbkörperbestrahlungen im unteren Normbereich. Geringfügige Schwankungen im Sinne einer Verminderung von 72,45±6,2 g/l auf 69±8,1 g/l waren statistisch nicht signifikant.

Der relative Albuminanteil befand sich vor Bestrahlungsbeginn mit 0,56±0,05 an der unteren Normgrenze. Er schwankte nach den Bestrahlungen nur wenig um diesen Wert.

Die Anteile aller Globuline lagen vor den Bestrahlungen im oberen Normbereich. Sie betrugen für die α-1-Globuline 0,05±0,01, für die α-2-Globuline 0,09±0,02, für die β-Globuline 0,124±0,02 und für die γ-Globuline 0,175±0,035. Alle Globuline reagierten lediglich mit unbedeutenden, statistisch nicht signifikanten Schwankungen um diese Werte, wobei besonders die Konstanz der γ-Globuline bemerkenswert war.

3.4.4.4. Fibrinogen und Thromboplastinzeit

Das Fibrinogen wurde als Hitzefibrin bestimmt und wies mit 3,0±0,43 g/l einen Wert im unteren Normbereich auf. Nach der oberen HKB verminderte es sich kurzzeitig und stieg dann innerhalb des Normbereiches bis zum 21. Tag auf 3,5±0,57 g/l an. Nach der unteren HKB schwankte es ohne Signifikanz um diesen normalen Wert.

Die mit 94±9,1 % vor der Bestrahlung normale Thromboplastinzeit pendelte nach den Bestrahlungen innerhalb des Normbereiches um diesen Mittelwert, ohne daß bei erheblicher Streuung der Einzelwerte größere Abweichungen festgestellt werden konnten.

3.4.4.5. Elektrolyte

Der Ausgangswert des Natriumspiegels war mit 139,9±3,3 mmol/l normal. Nach der oberen und unteren HKB schwankte er geringfügig zur positiven und zur negativen Seite und blieb dabei immer in der unteren Hälfte des Normbereiches.

Der mit 4,20±0,35 mmol/l ebenfalls normale Kaliumspiegel sank 4 Stunden nach der ersten Fraktion der oberen HKB bis zur unteren Normgrenze auf 3,84±0,31 mmol/l und pendelte dann bis zum 21. Tag p. r. um den Ausgangswert. Nach der unteren HKB waren die Veränderungen geringer. Insgesamt lagen alle Werte im unteren Teil des Normbereiches von 3,8 bis 5,5 mmol/l.

Auch die Mittelwerte des Kalziumspiegels befanden sich vor und nach den Bestrahlungen immer im Normbereich. Bei einem Ausgangswert von 2,41±0,12 mmol/l wurde der niedrigste Wert von 2,33±0,10 mmol/l 14 Tage nach der unteren HKB gemessen.

3.4.5. Wirkungen auf Lunge und Atmung

Da die Lunge das kritische Organ für großräumige Tiefenbestrahlungen im Thoraxbereich darstellt, wurden ihre Reaktionen durch regelmäßige klinische und röntgenologische Untersuchungen sowie durch verschiedene Funktionsprüfungen überwacht. Dabei bot sich im Gegensatz zu den Reaktionen nach Ganzkörperbestrahlungen zur Knochenmarksvernichtung die einmalige Gelegenheit, die Strahlenwirkungen auf die Lunge unbeeinflußt durch Zytostatika oder durch eine Graft-versus-host-Krankheit bei klinisch quasi gesunden Frauen zu studieren. Auch galt es, nach subklinischen Zeichen einer Lungenreaktion zu fahnden und zu klären, ob es möglich ist, das Ausmaß gegebenenfalls induzierter Funktionsstörungen zu bestimmen. Dazu wurden bei 18 Patientinnen, darunter auch den beiden günstig verlaufenen Pneumonitisfällen, neben der klinischen Beobachtung vor der Bestrahlung sowie danach in Abständen von 3 bis 6 Monaten Thoraxröntgenaufnahmen, computertomographische Dichtemessungen des Lungengewebes und Lungenperfusions-Szintigraphien durchgeführt. Weiterhin dienten spirometrische Bestimmungen der Vitalkapazität, des forcierten Exspirationsvolumens in einer Sekunde und der Tiffeneauwert sowie Untersuchungen des Säure-Basen-Haushaltes und der Blutgase alle 3 bis 4 Monate der Überwachung der Lungenfunktion.

3.4.5.1. Pneumonitis

Wie bereits unter 3.3. erwähnt, erkrankten von den 20 mit adjuvanter HKB behandelten Frauen 3 an einer Pneumonitis. Alle 3 hatten eine einzeitige obere HKB mit einer Mittelliniendosis von 8 Gy erhalten. Hierbei wurde in der Lunge eine effektive Dosis von 9,05 Gy bis 9,2 Gy wirksam, da im weniger dichten Lungengewebe eine etwa um den Faktor 1,15 höhere Dosis wirksam wird.

Der schwerste und leider tödlich verlaufene Fall betraf die erste im Rahmen der Pilotstudie bestrahlte Patientin S. L. Sie erkrankte 3 Monate nach der oberen HKB mit starker Dyspnoe, trockenem Husten und Temperaturerhöhung. Trotz sofortiger stationärer Aufnahme und intensiver Behandlung kam sie genau 4 Monate p. r. ad exitum.

Bei den an zweiter und dritter Stelle bestrahlten Frauen S. R. und E. G. begann die Erkrankung nach 5 symptomlosen Monaten mit langsam zunehmenden Beschwerden gleicher Art, die etwa nach 2 bis 3 Wochen ihren Höhepunkt erlangten und allmählich wieder abklangen. Beide Frauen wurden stationär unter antibiotischer Abschirmung mit Heparin und Dexamethason behandelt und waren nach Therapieabschluß seitens der Lunge beschwerdefrei.

Die Befunde der Thoraxübersichtsaufnahmen entsprachen den klinischen Verläufen. Sie waren bei der Patientin mit der tödlich verlaufenen Pneumonitis am ausgeprägtesten. Hier fanden sich gleichzeitig mit der Krankheitsentwicklung, also bereits nach 3 Monaten, ausgedehnte unterschiedlich konfluierende Fleckschatten und flächenhafte Verschattungen vornehmlich im linken Ober- und im rechten Untergeschoß. In den beiden anderen Fällen wurden 5 Monate nach der Bestrahlung zunächst geringfügige Trübungen, einmal über dem rechten Zwerchfell und zum anderen im rechten Ober- und Mittelgeschoß sichtbar. Im 6. und 7. Monat p. r. verdichteten sich diese konfluierenden Fleckschatten in beiden Lungen. Dazu entwickelte sich bei der Patientin E. G., die auch klinisch das schwerere Krankheitsbild bot, im rechten Lungenober- und -mittelgeschoß eine ausgedehnte flächenhafte Verschattung als Zeichen einer stärkeren pneumonitischen Reaktion (Abb. 13). In diesem Fall hatte die untere Feldgrenze bei der oberen HKB in Höhe der Deckplatte des 5. Lendenwirbelkörpers gelegen.

Im 8. Monat p. r. war bei beiden Patientinnen eine deutliche Rückbildung zu erkennen und nach 11 Monaten gingen die Veränderungen in den meisten

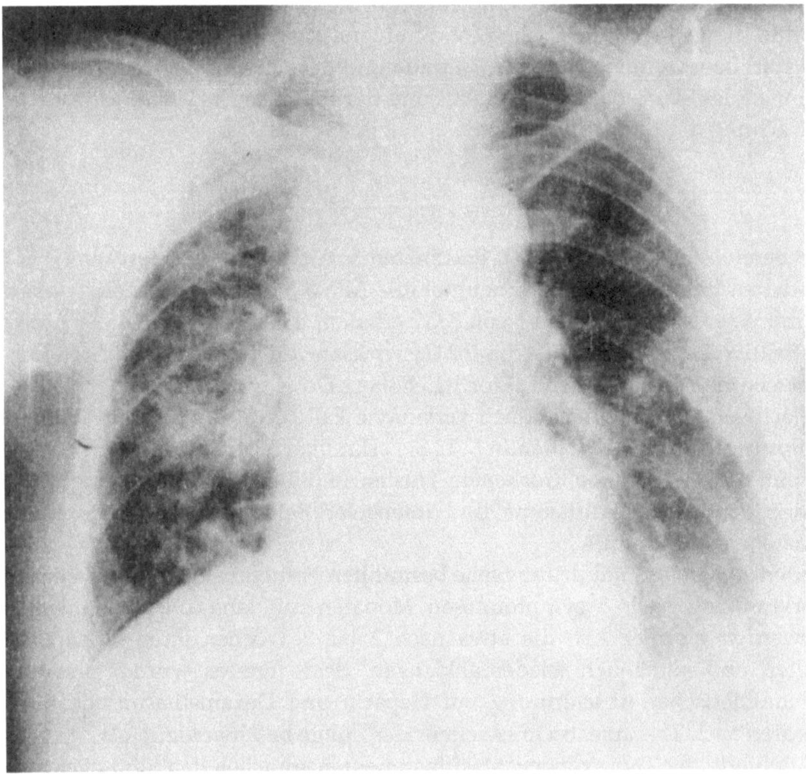

Abb. 13. Pneumonitis der Patientin E. G. 7 Monate nach der oberen HKB

betroffenen Lungenpartien in eine Fibrose über (Abb. 14). Nach 40 bis 48 Monaten waren bei Beschwerdefreiheit nur noch geringfügige Fibrosezeichen zu erkennen.

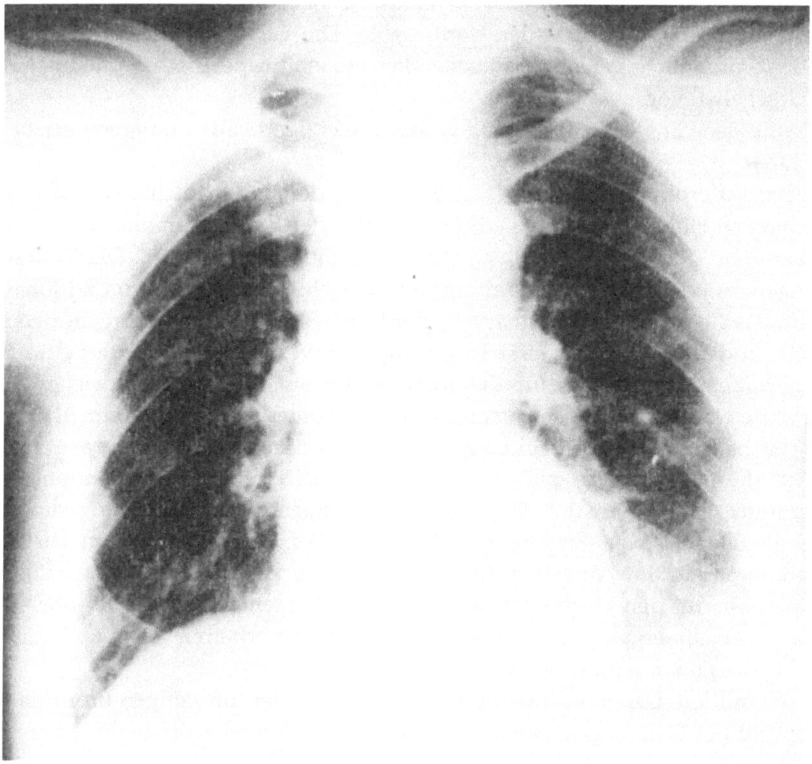

Abb. 14. Lungenfibrose der Patientin E. G. 18 Monate nach der oberen HKB

Wie bereits in 3.3. beschrieben, war die als schwere Komplikation aufzufassende Pneumonitis bei den 3 zuerst bestrahlten Frauen Anlaß, die effektive Lungendosis bei den folgenden 17 Patientinnen auf 8 Gy zu korrigieren und in 2 Fraktionen zu je 4 Gy im Abstand von 6 Stunden aufzuteilen. Unter diesem Regime trat kein weiterer Fall von Pneumonitis auf.

3.4.5.2. *Röntgenübersichtsaufnahme und Computertomographie der Lunge*

Die in Abständen von 3 Monaten angefertigten Thoraxübersichtsaufnahmen ließen außer den in 3.4.5.1. beschriebenen Pneumonitissymptomen bei den 3 zuerst bestrahlten Patientinnen und den darauf folgenden fibrotischen Veränderungen keine unmittelbar auf die Bestrahlung zurückzuführenden Normabweichungen des Lungenbildes erkennen.

Bei einer mit geteilter oberer HKB und korrigierter Lungendosis bestrahlten Patientin trat 6 Monate p. r. eine geringfügige Transparenzminderung rechts basal auf, die unter antibiotischer Behandlung nach 2 Wochen wieder verschwand und keine Beschwerden verursachte. Die Genese dieses passageren Befundes wurde nicht geklärt. Wahrscheinlich lag ein unspezifisches pneumonisches Geschehen vor.

Im Laufe der Langzeitbeobachtung wurden in einigen Fällen Lungenmetastasen sichtbar.

Die Computerprogramme zur Quantifizierung der Lungendichte wurden in Rückenlage in Höhe der Sternoklavikulargelenke, der Bifurkation und unmittelbar über dem Zwerchfell bei maximaler Inspiration angefertigt. Die Untersuchungen fanden vor der Bestrahlung und danach in Abständen von 6 Monaten statt. Als Gerät stand das Somatom 2 der Firma Siemens mit der zugehörigen Software und das Auswertegerät Evaluskop zur Verfügung. Zur Erarbeitung eines geeigneten Verfahrens für die Analyse der auf Disketten gespeicherten Dichtewerte wurden zusätzlich entsprechende Computertomogramme von 31 Personen mit bekannten Lungenfibrosen verschiedener anderer Ursachen angefertigt. Aus diesen sowie aus den vor der oberen HKB gewonnenen Computertomogrammen wurden die Grenzen der Lungenfelder nach Augenmaß festgelegt. Sie schlossen Regions of interest (ROI) zur Ermittlung von Histogrammkurven ein. Ein Vergleich der Histogrammkurven der fibrotischen Lungen einerseits mit den Histogrammkurven der Patientenlungen vor der oberen HKB andererseits ergab jedoch, daß dieses Auswerteverfahren keine zuverlässigen Informationen erbrachte.

Um die mittlere Lungendichte unter Ausschaltung der lufthaltigen Bronchiallumina und der Gefäße genauer zu bestimmen, wurden deshalb die ROI durch stufenweise Helltastung ermittelt. Diese begann bei –950 Hounsfield-Einheiten (HE) in Schritten von 50 HE zu höheren Dichtewerten hin. Dann entsprach der Dichtewert, bei dem sich die Gefäßkonturen und die äußeren Lungengrenzen abzeichneten, aber kein Lungenparenchym mehr hellgetastet wurde, der oberen Dichtegrenze. Zwischen dieser und –950 HE ergab sich die mittlere Lungendichte unter Aussparung der Gefäße und der Bronchiallumina.

Auf diese Weise wurden die mittleren Dichtewerte seitengetrennt in allen 3 Schnittebenen bestimmt. Zusätzliche Messungen der ventral und dorsal der Hilusebene gelegenen Lungenabschnitte ergaben nur geringe ventro-dorsale Dichteunterschiede, die im folgenden unberücksichtigt bleiben können.

Vor der oberen HKB lagen alle mittleren Dichtewerte unter –800 HE, 6 bis 7 Monate danach erfolgte in allen Schnittebenen ein signifikanter Anstieg. 12 und 24 Monate p. r. waren keine signifikanten Differenzen zu den Ausgangswerten mehr nachweisbar. Nach 31 bis 36 Monaten stiegen die Werte erneut an. Eine statistische Sicherung war aber wegen der kleinen Fallzahl nicht möglich (Tabelle 5 und Abb. 15).

Bei 3 hier nicht berücksichtigten Patientinnen führten Lungenmetastasen zwischen 6 und 12 Monaten p. r. zu Dichteanstiegen. – 8 Frauen wiesen 6 bis 7

Tabelle 5

Mittlere Lungendichte in HE, seitengetrennt in 3 Etagen vor und nach oberer HKB ohne Patientinnen mit Lungenmetastasen

		vor Bestr.	Monate nach oberer HKB			
			6–7	12–16	24–26	31–36
Zahl der Patientinnen		18	16	17	11	5
apikal	rechts	– 829,6	– 803,6	– 834,2	– 827,9	– 808,1
	links	– 838	– 820,4	– 846,4	– 835,7	– 829,7
bifurkal	rechts	– 847,6	– 818,8	– 844,5	– 846,2	– 837,1
	links	– 850,4	– 826,1	– 849,7	– 849,2	– 839,1
basal	rechts	– 852,1	– 801,9	– 844,6	– 845,3	– 828,5
	links	– 849,1	– 801,4	– 841,5	– 844	– 826

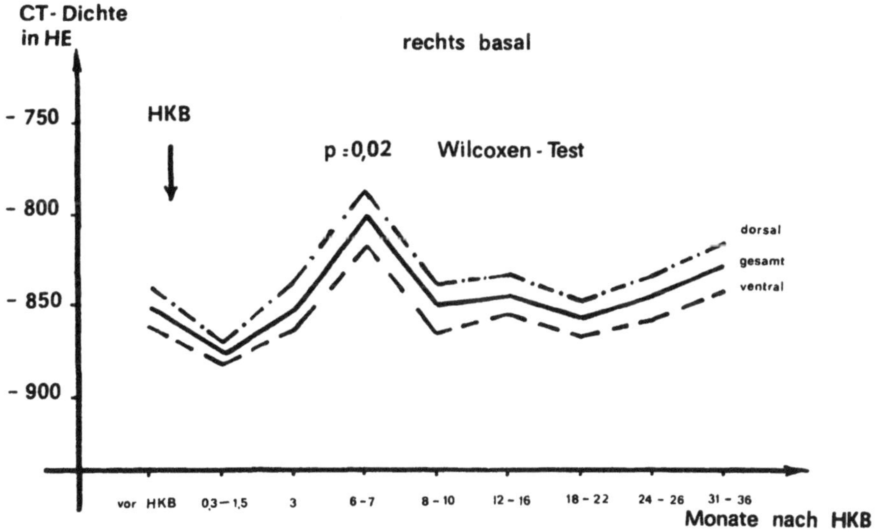

Abb. 15. Lungendichte vor und nach oberer HKB [7]

Monate p. r. Dichtewerte über –800 HE auf, darunter die 2 Pneumonitispatientinnen S. R. und E. G., die Patientin mit der ungeklärten, flüchtigen Transparenzminderung und Frau H. I. mit einer Lungenstauung. Bei den Pneumonitispatientinnen waren 12 und 14 Monate p. r. nur noch apikal und bifurkal Werte über –800 HE nachweisbar, während sich die mittlere Dichte der gesamten Lunge normalisierte. Nach 36 Monaten zeigte nur noch Frau S. R. eine geringe Dichteerhöhung basal. Dagegen führte die Lungenstauung bis zum 36. Monat p. r. zu einer erhöhten Dichte in der ganzen Lunge.

Die bemerkenswerte passagere Dichteerhöhung 6 bis 7 Monate p. r. wurde nur bei den Pneumonitispatientinnen von den geschilderten Beschwerden und klinischen Erscheinungen begleitet. Alle anderen Frauen blieben subjektiv und objektiv völlig symptomfrei. Als Ursache der Dichteerhöhung ist wohl in erster Linie eine vorübergehende, subklinische Exsudation in Erwägung zu ziehen. Auch der Dichteanstieg 31 bis 36 Monate p. r. verlief ohne Symptome. Er geht wahrscheinlich auf eine im konventionellen Röntgenbild nicht sichtbare und klinisch stumme Vermehrung des interstitiellen Lungengewebes im Sinne einer latenten Fibrose zurück.

3.4.5.3. Lungenperfusions-Szintigraphie

Die Lungenperfusions-Szintigraphien fanden vor der oberen HKB und in Abständen von 3 bis 4 Monaten danach statt. Es wurden Tc-99-Mikrosphären mit einem Durchmesser von 10 bis 30 µm verwandt, die etwa jede tausendste bis zehntausendste Lungenkapillare blockieren, ohne die Lungenfunktion zu beeinträchtigen. Auf diese Weise wurden Rückschlüsse auf die arterielle Perfusion des Lungengewebes möglich. Nach intravenöser Injektion von 50 bis 120 MBqu wurden Szintigramme in 4 Ebenen angefertigt. Dazu stand eine Gammakamera Pho-Gamma IV der Firma Nuclear Chicago zur Verfügung. Die Auswertung erfolgte visuell im Vergleich mit den zuvor angefertigten Szintigrammen.

Bei 3 der 18 untersuchten Patientinnen fanden sich bereits vor der oberen HKB diffuse Perfusionsstörungen in beiden Lungen oder in den basalen Lungenpartien. 6 bis 9 Monate p. r. waren in 8 von 17 Fällen diffuse Minderdurchblutungen nachweisbar. Zwischen dem 12. und 15. Monat p. r. wiesen 11 von 16 Patientinnen, entsprechend einem Häufigkeitsgipfel von 69 %, Zeichen einer gestörten Zirkulation auf, die vornehmlich in den Lungenobergeschossen bzw. in der gesamten Lunge lokalisiert waren (Abb. 16). Im Vergleich mit den Ausgangsbefunden vor der oberen HKB ergab der korrigierte Chi^2-Test eine signifikante Zunahme der Perfusionsstörungen nach 12 bis 15, 18 bis 21 und 24 bis 29 Monaten.

Beginnende Lungenmetastasierungen führten 15 bis 20 Monate p. r. in 2 Fällen zu einem nahezu kompletten Perfusionsausfall der rechten Lunge bzw. der

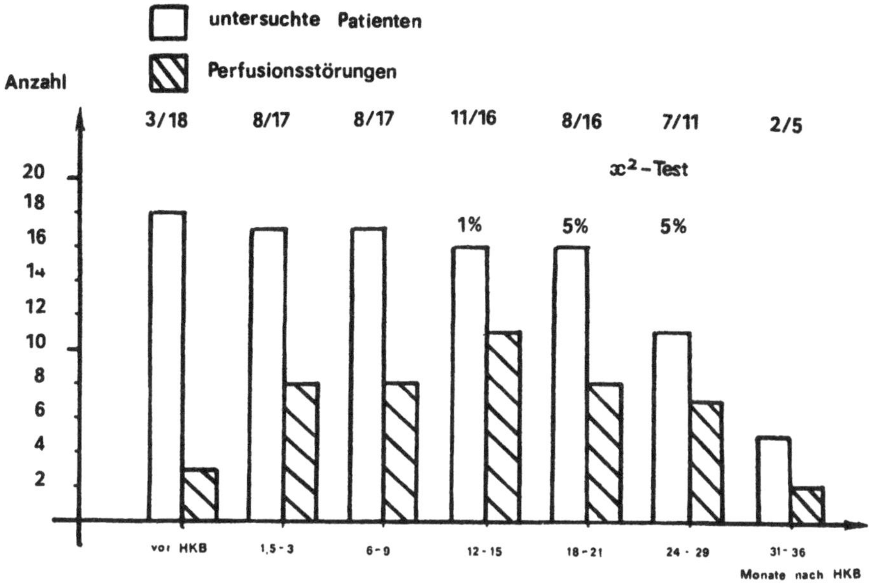

Abb. 16. Häufigkeit von Lungenperfusionsstörungen vor und nach oberer HKB [7]

rechten Lungenspitze. Die Pneumonitispatientin E. G. ließ während der gesamten Beobachtungszeit eine eingeschränkte Zirkulation im rechten Lungenobergeschoß erkennen. Insgesamt war bei 17 Fällen mindestens einmal eine Minderdurchblutung nachweisbar. Die Perfusionsstörungen verursachten weder subjektive noch klinische Symptome.

3.4.5.4. Spirometrie

Die spirometrischen Untersuchungen erfolgten mit dem Gerät Spirotest des Kombinates MLW. Zur Erfassung restriktiver und obstruktiver Ventilationsstörungen wurde die Vitalkapazität (VK) und das forcierte Exspirationsvolumen in einer Sekunde (FEV_1) gemessen. Drückt man das FEV_1 in Prozent der VK aus, dann erhält man den Tiffeneauwert. Die Meßergebnisse wurden auf BTPS-Bedingungen (body temperature, atmosphaeric pressure, water saturated) normiert und die individuellen Sollwerte unter Berücksichtigung von Körpergewicht und Alter mit Hilfe der Normwertscheibe der Arbeitsgemeinschaft „Pathophysiologie der Atmung" ermittelt. Als pathologisch gelten alle VK- und FEV_1-Werte unter 80 % und alle Tiffeneauwerte unter 70 % der individuellen Norm. Die Untersuchungen fanden in Abständen von 3 bis 4 Monaten statt. – Zusätzliche Untersuchungen des Atemgrenzwertes wurden wegen geringer

Aussagekraft im Verlauf der Beobachtung eingestellt und bleiben daher unberücksichtigt.

Die Mittelwerte der VK lagen vor der oberen HKB und bis zu 36 Monate danach im Normbereich und schwankten nur geringfügig. Dabei war eine leichte Absenkung 6 Monate p. r. signifikant. Individuell zeigten 3 Patientinnen vor der Bestrahlung eine erniedrigte VK. Diese normalisierte sich in 2 Fällen p. r., während sie im 3. Fall, bei Frau H. I. infolge einer Lungenstauung bei geschädigtem Herz bestehen blieb. Weiterhin entwickelte die Pneumonitispatientin E. G. zwischen dem 3. und 6. Monat p. r. eine zunächst starke und vom 12. Monat ab eine leichte bleibende restriktive Ventilationsstörung, die bis zum 36. Monat p. r. um 70 % des Sollwertes schwankte.

Das FEV_1 überschritt vor der Bestrahlung bei allen Patientinnen den Normwert. Sein Mittelwert sank 6 Monate p. r. innerhalb des Normbereiches signifikant ein wenig ab, um später wieder diskontinuierlich anzusteigen. Individuell ergab sich lediglich bei der Pneumonitispatientin E. G. zwischen dem 6. und dem 14. Monat p. r. eine Einschränkung der forcierten Exspiration auf rund 70 %, die sich dann wieder normalisierte. Daneben unterschritt Frau H. I. mit der Lungenstauung zwischen dem 15. und 29. Monat p. r. ihren individuellen Normwert mit 77,8 % und 75 % zweimal geringfügig.

Auch die Tiffeneauwerte aller Patientinnen waren vor der Bestrahlung höher als die Norm. Ein geringes Absinken des Mittelwertes 9 Monate p. r. war nicht signifikant. Bereits nach 12 Monaten p. r. wurde das Ausgangsniveau wieder erreicht. Im Einzelnen traten zwischen der 6. Woche und dem 14. Monat p. r. bei 3 Patientinnen einmal und bei einer Patientin zweimal Unterschreitungen des individuellen Normwertes um 0,3 % bis 4,5 % ein. In einem Fall handelte es sich dabei um eine beginnende Lungenmetastasierung. In den anderen 2 Fällen erbrachten die nachfolgenden Untersuchungen wieder normale Werte. Zeichen einer bleibenden obstruktiven Ventilationsstörung waren damit nicht nachweisbar.

3.4.5.5. Säure-Basen-Haushalt und Blutgase

Der pH-Wert des heparinisierten Kapillarblutes sowie der pO_2 wurden an der polarographischen Sauerstoffspannungs-Meßkette des Forschungsinstitutes Meinsberg bestimmt und daraus der Basenüberschuß sowie das Standardbikarbonat an Hand des Nomogramms von Siggaard-Andersen abgeleitet. Der pCO_2 wurde mit einer Mikromeßkammer nach der Äquilibrierungsmethode ermittelt. Zur Einschätzung der alveolären Sauerstoffdiffusion erfolgten außerdem vor sowie nach einer 3 und 5 Minuten dauernden Beatmung mit 96prozentigem, angefeuchteten Sauerstoff Kontrollen des pO_2 im Kapillarblut. Ein Anstieg des pO_2 nach 3 Minuten um 16 kPa oder mehr gilt als normal. Dabei ist allerdings zu berücksichtigen, daß subjektive und objektive extrapulmonale Faktoren den pO_2-Anstieg beeinflussen können. Diese Untersuchungen erfolgten vor der Bestrahlung sowie rund 6 Wochen und dann aller 3 bis 4 Monate danach.

Die Mittelwerte des pH änderten sich kaum. Die des Basenüberschusses und des Standardbikarbonats zeigten zwischen dem 180. und dem 360. Tag p. r. nur eine geringfügige, nicht signifikante Erhöhung innerhalb des Normbereiches, die sich im weiteren Verlauf wieder zurückbildete. Die Mittelwerte des pO_2 in Ruhe stiegen zwischen dem 18. und dem 24. Monat p. r. geringfügig signifikant an, während die des pCO_2 6 bis 12 Monate p. r. eine wenig ausgeprägte, nicht signifikante Erhöhung innerhalb des Normbereiches aufwiesen. – Einzelfälle von Hypoxämie wurden sowohl vor der Bestrahlung als auch ohne erkennbare Gesetzmäßigkeit zu verschiedenen Zeitpunkten danach beobachtet. Bei allen diesen Patientinnen fanden sich spätestens 24 Monate p. r. normoxische Werte. In 3 Fällen wurden 12 bis 18 Monate p. r. je einmal eine später nicht wieder nachweisbare Ruhehyperkapnie festgestellt.

Die Mittelwerte des pO_2-Anstieges nach Sauerstoffatmung lagen immer im Normbereich. Sie vergrößerten sich nach der Bestrahlung stetig. Diese Vergrößerung wurde ab 12. Monat p. r. gegenüber dem Ausgangsniveau signifikant, wobei vermutlich ein Trainingseffekt eine Rolle spielte. Individuell lag der pO_2-Anstieg ohne ersichtliche Ursache bei einer Patientin 6 Wochen p. r. unter der Norm und bei einer anderen 9 Monate p. r. an der unteren Normgrenze. In beiden Fällen wurden bei den vorangegangenen und den nachfolgenden Untersuchungen normale Werte gemessen, so daß sich insgesamt keine Hinweise auf eine Störung der alveolären Sauerstoffdiffusion ergaben.

3.4.6. Wirkungen auf das Herz

Das Studium der Strahlenwirkungen auf das Herz erfolgte mittels Elektrokardiographie, Myokardszintigraphie und Radiokardiographie. Zusätzliche Informationen ergaben sich aus den engmaschigen klinischen Kontrolluntersuchungen und aus wiederholten Thoraxübersichtsaufnahmen im Zusammenhang mit der Überwachung der Lungenfunktion.

Im Röntgenbild zeigten 2 Frauen vor der Bestrahlung eine linksventrikulär betonte Herzkonfiguration. Eine davon war die Pneumonitispatientin S. R. Bei ihr nahm die Herzverbreiterung übereinstimmend mit dem Elektrokardiogramm (EKG) 9 bis 14 Monate p. r. im Sinne einer beiderseitigen Belastung zu. 18 Monate p. r. folgte eine Rückbildung zu einem linksatrioventrikulär belasteten Herz, das im weiteren Verlauf unverändert blieb. 20 Monate p. r. fanden sich im Myokardszintigramm Hinweise auf disseminierte Herzmuskelnekrosen. Bei der anderen Patientin, Frau H. I., die im EKG eine Myokardschädigung aufwies, bestand ein linksatrioventrikulär belastetes Herz mit zentraler Lungenstauung, das 6 Monate p. r. eine stärkere, bleibende Linksverbreiterung erkennen ließ. 15 Monate p. r. zeigten sich im EKG Hypertrophiesymptome. Während der gesamten Beobachtungszeit waren bei Beschwerdefreiheit pathologische Myokardszintigramme nachweisbar.

3.4.6.1. *Elektrokardiographie*

Für die Elektrokardiographie stand ein 6-Kanal-Schreiber zur Verfügung. Im Liegen wurden die Ableitungen I, II und III nach EINTHOVEN, aVR, aVL und aVF nach GOLDBERGER sowie V1 bis V6 nach WILSON abgenommen. Die Untersuchungen erfolgten vor der oberen HKB, 6 Wochen danach und in Abständen von etwa 3 Monaten bis zu 24 Monaten sowie in einigen Fällen bis zu 36 Monaten p. r. In 18 Fällen konnten EKG-Befunde vor der Bestrahlung erhoben und mit einzelnen Unterbrechungen in 14 Fällen bis zum 24. Monat p. r. kontrolliert werden. 4 Patientinnen starben vorzeitig oder kamen nach 24 Monaten wegen ihres progredienten Tumorleidens nicht mehr zur Untersuchung. Bei 8 bzw. 7 Frauen fanden zusätzliche Kontrollen nach 30 bzw. 36 Monaten statt.

Die Ausmessung der EKG ergab eine relativ konstante mittlere QT-Zeit von 0,36 bis 0,37 Sekunden. Die frequenzkorrigierte QT-Zeit in Prozent stieg bis zum 6. Monat p. r. gering, nicht signifikant an. Auch die Herzfrequenz zeigte in den ersten 6 Monaten eine geringe, nicht signifikante Zunahme. Die PQ-Zeit und die QRS-Dauer änderten sich nicht nennenswert.

Eine Auswertung der R- und T-Amplituden ergab als auffälligsten Befund eine Erhöhung der R-Amplitude in der Ableitung V2 nach Wilson von durchschnittlich 0,53 mV vor der oberen HKB auf 0,66 mV nach 15 Monaten und auf 0,99 mV nach 36 Monaten. Der Anstieg war im Wilcoxen-Test signifikant. Weitere signifikante Erhöhungen der R-Zacken fanden sich in der Ableitung V6 zwischen dem 11. und dem 18. Monat p. r. und in der Ableitung V5 zwischen dem 15. und dem 18. Monat p. r. Dagegen waren die R-Zacken in der Extremitätenableitung I zwischen dem 11. und dem 14. Monat p. r. von 0,75 mV auf 0,63 mV signifikant erniedrigt (Abb. 17). – Bei den T-Zacken war nur in der Ableitung V1 zwischen dem 15. und dem 18. Monat p. r. eine signifikante Erniedrigung von 0,01 mV vor der Bestrahlung auf –0,03 mV nachweisbar. Die Lage der elektrischen Herzachse änderte sich im Mittel nur gering. Die Änderungen waren nicht signifikant.

Der Sokolow-Index rechts-präkordial stieg im Mittel von 0,6 mV vor der Bestrahlung am Ende des ersten Jahres p. r. auf 0,75 mV, zwischen dem 15. und dem 18. Monat p. r. auf 0,83 mV und erreichte seinen höchsten Wert mit 0,986 mV zwischen dem 31. und dem 36. Monat p. r. Dieser Anstieg war bis zum 24. Monat signifikant, danach wegen der zu kleinen Fallzahl nicht mehr statistisch zu sichern. – Der Sokolow-Index links-präkordial stieg von 2,3 mV auf 2,99 mV.

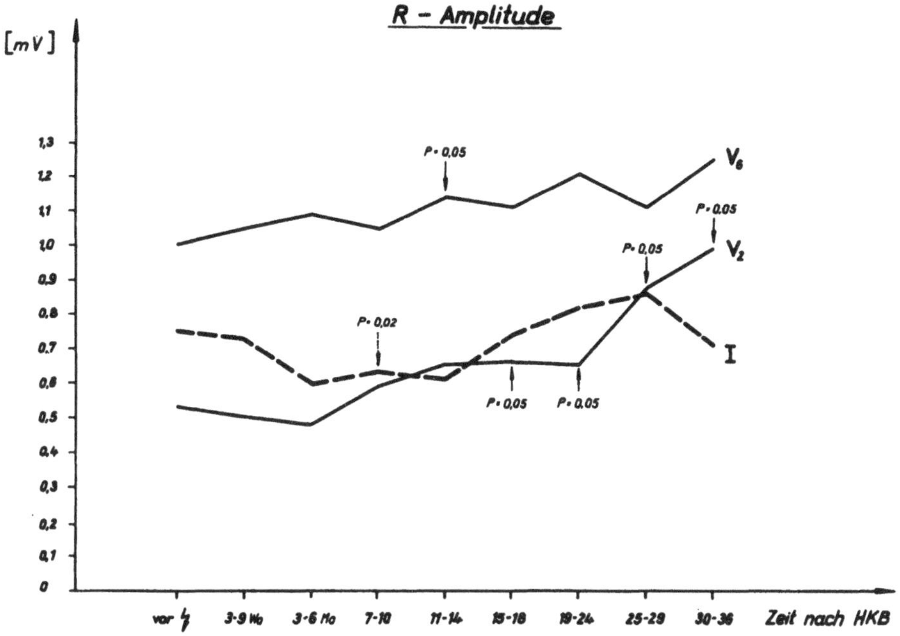

Abb. 17. R – Amplitude in 3 Ableitungen vor und nach oberer HKB

Hier war der Anstieg zwischen dem 15. und dem 18. Monat p. r. signifikant (Abb. 18).

Sowohl die Erhöhung der R-Amplituden als auch der Anstieg des Sokolow-Index weisen auf eine latente Herzhypertrophie hin. Diese ist wahrscheinlich als eine kompensatorische Antwort des Organismus auf die gleichzeitig gehäuft aufgetretenen Lungenperfusionsstörungen, d. h. auf die geänderte Hämodynamik im kleinen Kreislauf anzusehen. Möglicherweise spielen auch Schädigungen myokardialer Kapillaren und von Herzmuskelzellen eine Rolle.

Die individuelle Auswertung der 18 vor der oberen HKB angefertigten EKG ergab in 11 Fällen normale und in 7 Fällen von der Norm abweichende Befunde.

Bei 4 Patientinnen mit normalem Ausgangs-EKG trat während der gesamten Beobachtungszeit keine nennenswerte Änderung ein. 4 weitere Patientinnen mit normalen Ausgangsbefunden entwickelten vornehmlich im 1. Jahr p. r. vorübergehende Tachykardien, Extrasystolien oder Erregungsrückbildungsstörungen, die im weiteren Verlauf wieder verschwanden. 3 Frauen mit normalen Ausgangsbefunden bekamen bleibende EKG-Veränderungen. Eine davon war die Pneumonitispatientin E. G., die rund 12 Monate p. r. einen inkompletten Rechtsschenkelblock sowie nachfolgend eine Erregungsrückbildungsstörung und Zeichen

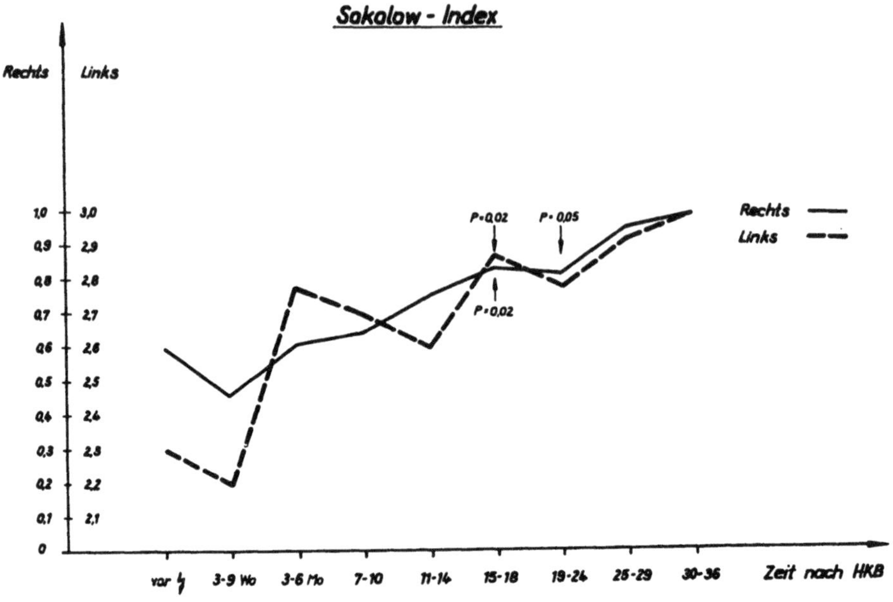

Abb. 18. Sokolow-Index vor und nach oberer HKB

einer links-rechts Hypertrophie entwickelte. Bei einer anderen Patientin, Frau B. H., fanden sich, offenbar im Zusammenhang mit einer Lungenmetastasierung, 6 Monate p. r. Symptome einer links-rechts Hypertrophie, nachdem vorübergehend eine Tachykardie und eine Erregungsrückbildungsstörung aufgetreten waren. Schließlich wurden bei Frau B. G. rund 6 Monate p. r. Hinweise auf eine Linkshypertrophie gefunden, ohne daß dafür eine Ursache zu erkennen war. Bei keiner Patientin mit einem normalen Ausgangs-EKG entwickelte sich später ein pathologisches Myokardszintigramm.

Bei den 7 Frauen, die vor der Bestrahlung ein von der Norm abweichendes EKG als Zeichen einer bereits bestehenden Herzschädigung erkennen ließen, wurden die folgenden Befunde erhoben,

- ein Rechtsschenkelblock bei Frau E. G.,
- eine Bradykardie, ein koronares T und eine Erregungsrückbildungsstörung bei Frau H. I.,
- ein älterer Myokardinfarkt mit AV-Block 1. Grades und linksanteriorem Hemiblock bei Frau M. I.,
- eine auffällige Bradykardie bei Frau O. R. und
- Erregungsrückbildungsstörungen bei den Frauen K. B., S. R. und S. L.

Vorübergehend fanden sich im ersten Jahr p. r. zusätzlich bei Frau H. I. ein AV-Block 1. Grades, bei Frau O. R. und bei Frau S. L. ein beschleunigter Sinusrhythmus, während sich die Erregungsrückbildung bei der letzteren normalisierte. – Als bleibende zusätzliche Veränderungen stellten sich bei Frau M. I. und Frau O. R. geringe Erregungsrückbildungsstörungen ein. Bei 3 Patientinnen entwickelten sich Zeichen einer Hypertrophie. Hierzu gehörte Frau H. I., bei der bereits im Thoraxröntgenbild eine Herzverbreiterung aufgefallen war. Sie ließ 15 Monate p.r. EKG-Symptome einer Hypertrophie erkennen. Weiterhin zeigten sich bei Frau K. B. 7 bis 10 Monate p. r. Hinweise auf eine Linkshypertrophie. Schließlich entwickelte die Pneumonitispatientin S. R. 15 bis 18 Monate p. r. Zeichen einer Linkshypertrophie. Auch bei ihr war bereits eine entsprechende Herzkonfiguration im Röntgenbild aufgefallen. Alle 3 Patientinnen, bei denen das EKG auf der Basis einer Herzvorschädigung eine Hypertrophie anzeigte, wiesen in Myokardszintigrammen disseminierte Herzmuskelnekrosen auf.

3.4.6.2. Myokardszintigraphie

Unter Benutzung der auch zur Lungenperfusions-Szintigraphie verwandten Gammakamera mit angeschlossenem Rechner PDP 11 erfolgten die Myokardszintigraphien frühestens 60 Minuten nach einer intravenösen Injektion von 555 MBqu Tc-99m-Diphosphanat. Die Aufzeichnung erfolgte in 3 Positionen, von vorn, von links-vorn bei 45° Schräglage und von links seitlich. Pro Bild wurden 300000 Impulse gespeichert. Da das Technetium in frischen Myokardnekrosen angereichert wird, wurde ein Szintigramm als pathologisch bewertet, wenn die Aktivität im Myokard in 2 Positionen ebenso hoch war wie in den Rippen oder höher. Geringere oder nur in einer Position nachweisbare Myokardaktivitäten wurden als fraglich pathologisch eingestuft (NEUMANN).

Alle Patientinnen, bei denen das Technetium-Szintigramm als pathologisch angesehen werden mußte, erhielten zusätzlich eine Myokardszintigraphie mit Thallium. 10 Minuten nach intravenöser Injektion von 55,5 MBqu Tc-201 wurde ein Scan in den gleichen Positionen mit mindestens 200000 Impulsen aufgenommen. Im Gegensatz zum Speicherverhalten beim Technetium-Szintigramm stellen sich frische Myokardnekrosen und Myokardnarben im Thallium-Szintigramm als Aussparungen, d. h. als Speicherdefekte im aktivitätsspeichernden normalen Myokard dar.

Die Myokardszintigraphien fanden vor der oberen HKB nach 6 Wochen und dann alle 3 Monate statt. Von den 18 Patientinnen, die mehr oder weniger regelmäßig untersucht werden konnten, wurden 15 mindestens 18 Monate, 10 mindestens 21 Monate, 8 mindestens 24 Monate und 3 mindestens 36 Monate p. r. kontrolliert.

5 Frauen, die alle elektrokardiographische Zeichen einer Herzvorschädigung erkennen ließen, entwickelten disseminierte Myokardnekrosen.

1. Frau H. I., die bereits vor der Bestrahlung ein linksverbreitertes Herz mit zentraler Lungenstauung im Röntgenbild und ein pathologisches EKG aufwies, zeigte schon bei der ersten Untersuchung, die 3 Monate p. r. stattfand, diffuse Myokardnekrosen, die später in eine Fibrose übergingen.
2. Bei Frau M. I. mit einem bereits bei Behandlungsbeginn im EKG gesicherten Myokardschaden fand sich nach 3 Monaten ein fraglich pathologisches Szintigramm und nach 9 Monaten eine sichere Nekrose im Septum, die sich später als Narbe nach Infarkt darstellte.
3. Frau K. B. mit Erregungsrückbildungsstörungen vor der Bestrahlung ließ 12 Monate p. r. einen fraglich pathologischen Befund erkennen, der weiterhin konstant nachweisbar war und nach 36 Monaten die Symptomatologie umschriebener Myokardnarben bei einer koronaren Herzerkrankung entwickelte.
4. Die Pneumonitispatientin S. R., gleichfalls mit Erregungsrückbildungsstörungen vor der Bestrahlung wies nach wiederholt normalen Szintigrammen 24 Monate p. r. Symptome disseminierter Herzmuskelnekrosen und nach 36 Monaten Zeichen einer Infarktnarbe sowie disseminierter Myokardnarben auf.
5. Bei Frau E. H. fanden sich 12 Monate p. r. ein fraglich pathologischer Befund und 18 Monate p. r. sichere Myokardnekrosen in den inferioren Herzpartien. Sie verstarb 3 Monate später an einer Generalisation ihres Brustkrebses. Bei der Autopsie fand sich eine Perikardmetastasierung mit Übergriff auf das Myokard, so daß die Nekrosen wahrscheinlich durch die Metastasierung bedingt waren. Andererseits bestanden gerade in diesem Fall bereits vor der Bestrahlung Zeichen eines beträchtlichen Myokardschadens im EKG.

Die Verlaufsbeobachtung mittels Thallium-Szintigraphie erbrachte bei den zuerst beschriebenen 4 Patientinnen nach Umwandlung der Myokardnekrosen in Narben bzw. Fibrosen keine Anzeichen für eine Progredienz nekrotischer Vorgänge.

Mit Ausnahme von Frau M. I., bei der 3 Monate p. r. vorübergehend leichte Unterschenkelödeme auftraten, ließen die Patientinnen mit einem pathologischen Myokardszintigramm keine subjektiven oder klinischen Hinweise auf eine Herzerkrankung erkennen.

Einen Überblick über die geschilderten Herzbefunde gibt die Tabelle 6. Sie zeigt, daß Vorschädigungen des Herzens und die Pneumonitis die Entwicklung bleibender Myokardveränderungen begünstigen und in diesem Sinne als Risikofaktoren für das Herz aufzufassen sind. Von den 7 Frauen mit Normabweichungen im EKG vor Bestrahlungsbeginn wiesen 5 pathologische Myokardszintigramme auf, davon eine bereits bei der ersten Untersuchung.

3.4.6.3. Radiokardiographie

Zur Radiokardiographie wurden 50 bis 100 MBqu Indium-113m in einem Volumen von 1 ml als Bolus intravenös injiziert. Die Messungen erfolgten in der von GOTTSCHILD angegebenen Technik mit 2 Szintillationssonden vom Typ

Tabelle 6
Herzbefunde vor und nach oberer HKB
H = Hypertrophiesymptome im EKG

Pat.	Patholog. Herzbefunde vor Bestrahlung		Verlaufs-besonderheit	zusätzliche EKG-Veränderungen		Patholog. Herzszintigramm
	Rö.-Bild	EKG		vorüber-geh.	blei-bend	
2. S. R.	+	+	Pneumonitis	+	+ H	+
3. E. G.	–	–	Pneumonitis	–	+ H	–
4. J. R.	–	–	–	–	–	–
5. H. I.	+	+	Lungenstauung	+	+ H	+
6. K. B.	–	+	–	–	+ H	+
7. W. H.	–	–	–	–	–	–
8. E. H.	–	+	Herzmetast.	–	–	+
9. S. L.	–	+	–	+	+	–
10. G. H.	–	–	–	+	–	–
11. M. I.	–	+	Ödeme	–	+	+
12. L. C.	–	–	–	+	–	–
13. B. G.	–	–	–	–	+ H	–
14. O. R.	–	+	–	+	+	–
15. B. H.	–	–	Lungenmetast.	+	+ H	–
16. O. I.	–	–	–	+	–	–
17. F. K.	–	–	–	–	–	–
18. Eu. G.	–	–	–	+	–	–
19. S. I.	–	–	–	–	–	–

VA-5-968 in Verbindung mit dem Prozeßrechner KRS 4200 des Kombinates Robotron für die Aufzeichnung eines Zyklogramms. Nach Einstellung der Sonden auf das rechte Lungenoberfeld und auf die Gegend der Herzspitze wurde ein Elektrokardiograph angeschlossen. Er diente der R-Zackenmarkierung auf der Radiokardiographiekurve und der Zyklogrammtriggerung. Die berechneten Volumina, das Blutvolumen, das Herzzeitvolumen und das Schlagvolumen wurden zur besseren Vergleichbarkeit auf die Körperoberfläche bezogen und als Blutindex, Herzindex bzw. Schlagindex ausgedrückt. Weiterhin wurden die linksventrikuläre Ejektionsfraktion, die mittlere Systolendauer, die mittlere und maximale Auswurfgeschwindigkeit und die maximale Füllungsgeschwindigkeit ermittelt. Die Untersuchungen fanden vor der Bestrahlung, etwa 6 Wochen danach und dann in Abständen von 4 bis 5 Monaten statt. Insgesamt wurden 17 Patientinnen einbezogen. Von ihnen konnten 14 ein Jahr lang, 6 über 2 Jahre und 5 über 3 Jahre kontrolliert werden.

Wegen beträchtlicher, wahrscheinlich methodisch bedingter Schwankungen der Einzelwerte, einmal bei der gleichen Patientin zu verschiedenen Zeitpunkten und andermal zu den gleichen Zeitpunkten um die jeweiligen Mittelwerte, sind die Ergebnisse nur mit Zurückhaltung zu bewerten. Das gilt besondes für den Blutindex, auf den deshalb nicht weiter eingegangen wird. Das Herzzeitvolumen, der Herzindex, das Schlagvolumen und der Schlagindex zeigten bereits nach 6 Wochen einen Anstieg und anschließend vom 12. bis zum 18. Monat eine geringe Absenkung unter den Ausgangswert. Dann nahmen die Parameter wieder zu. 24 Monate p. r. lagen sie abermals etwas über den Anfangswerten (Abb. 19 und 20). Die linksventrikuläre Ejektionsfraktion fiel dagegen im Verlauf der gesamten Beobachtungsdauer möglicherweise als Ausdruck eines geringen Leistungsverlustes etwas ab. Die mittlere Systolendauer verkürzte sich bis zum 18. Monat p. r. und stieg bis zum 36. Monat wieder auf den Ausgangswert an. Die Auswurf- und Füllungsgeschwindigkeiten zeigten so erhebliche Streuungen, daß auf eine Darstellung und Einschätzung ihres Verhaltens verzichtet wird. Alle geschilderten Veränderungen der radiokardiographisch ermittelten Größen zeigten im Wilcoxen-Vorrangtest keine Signifikanz.

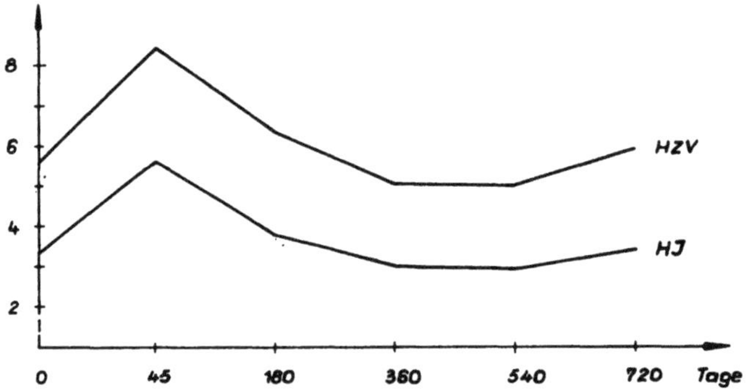

Abb. 19. Herzzeitvolumen (HZV) und Herzindex (HI) vor und nach oberer HKB [45]

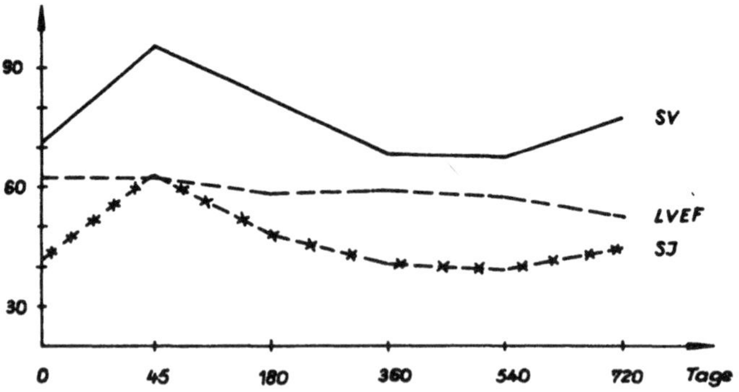

Abb. 20. Schlagvolumen (SV), Schlagindex (SI) und linksventrikuläre Ejektionsfraktion (LVEF) vor und nach oberer HKB [45]

Eine individuelle Betrachtung der hämodynamischen Parameter ergab weder bei den Pneumonitispatientinnen noch bei den Frauen, die eine Hypertrophie-Symptomatologie im EKG oder disseminierte Myokardnekrosen entwickelt hatten, ein auffallendes Verhalten der Werte. Einschränkend ist allerdings auch in diesem Zusammenhang auf deren beträchtliche Streuung hinzuweisen.

3.4.7. Sonstige Organwirkungen

Eine Kataraktbildung wurde bisher nicht beobachtet. Wiederholte Untersuchungen des Harns und des Blutdrucks sowie in einigen Fällen durchgeführte Isotopennephrographien ließen auch Jahre nach der HKB keine Zeichen einer Nierenschädigung erkennen. Regelmäßige langzeitige Überprüfungen der Nierenfunktion fanden jedoch nicht statt.

3.4.8. Kanzerogene Wirkung

Angesichts der Möglichkeit einer strahleninduzierten Geschwulstentstehung interessiert die Frage, ob durch die obere und untere HKB die Entwicklung einer zweiten Geschwulsterkrankung oder einer Leukose begünstigt wird. Dabei ist zu berücksichtigen, daß jede erfolgreich behandelte Krebspatientin das gleiche Risiko wie ihre Altersgenossinnen hat, an irgendeinem Neoplasma zu erkranken. Ja, bekanntlich besteht für Brustkrebspatientinnen sogar ein erhöhtes Risiko, daß sich in ihrer zunächst gesund erscheinenden Mamma ebenfalls ein Karzinom entwickelt. Da es sich hierbei in der Mehrzahl der Fälle um eine Metastasierung des Ersttumors handelt, ist es oft schwierig, diese von einem echten Zweitkarzinom zu unterscheiden, in Einzelfällen sogar unmöglich.

An Hand eines kleinen Patientenkollektivs kann die Frage der Geschwulstinduktion durch HKB nicht statistisch untersucht werden. Über 4 Fälle, bei denen ein Zweitkarzinom auftrat bzw. vorgetäuscht wurde, wird daher nur kasuistisch berichtet.

1. Die Patientin K. B. wurde am 18. 6. 1981 wegen eines linksseitigen Brustkrebses radikal operiert. Die histologische Diagnose lautete „solides Karzinom mit ausgedehnter axillärer Metastasierung". Die obere HKB erfolgte am 30. 7. 1981, die untere HKB am 26. 8. 1981. – Im Januar 1984 wurde ein Thoraxwandrezidiv festgestellt, das sich nach einer fraktionierten Lokalbestrahlung weitgehend zurückbildete. Darmbeschwerden führten zur Entdeckung eines Sigmakarzinoms, das am 10. 5. 1984 radikal operiert werden konnte. Im Oktober 1984 zeigte das Narbenrezidiv ein erneutes Wachstum. Außerdem fand sich in der rechten Brust ein krebsverdächtiger Knoten, der am 19. 11. 1984 zur Mammaamputation mit Ausräumung der Achsellymphknoten führte.

   Die histologische Untersuchung ergab ein solides Karzinom. – Als Zeichen einer progredienten Brustkrebsmetastasierung stellten sich im Februar 1985 ein rezidivierender karzinomatöser Pleuraerguß links und ab Mai 1985 eine Lymphknotenmetastasierung links ein. Am 26. 9. 1986 erlag die Patientin ihrem Leiden.

Das kurze Intervall von nur 33 Monaten zwischen der unteren HKB und der Operation des als echter Zweitkrebs anzusehenden Sigmakarzinoms spricht gegen die Annahme einer Strahleninduktion und für eine von der HKB unabhängige Krebsentstehung. – Bei dem 5 Monate später entdeckten Tumor in der rechten Mamma handelte es sich sehr wahrscheinlich um eine Metastase im Verlauf einer Generalisation des Grundleidens. Diese Vorstellung wird durch die weitgehende Übereinstimmung der histologischen Befunde unterstützt.

2. Bei Frau O. I. wurde am 6. 10. 1982 rechts ein duktales, mittelgroßzelliges Karzinom mit Achsellymphknotenmetastasen radikal operiert. Die obere HKB fand am 22. 11. 1982 und die untere HKB am 16. 12. 1982 statt. Wegen eines Tumorbefundes in der linken Brust wurde diese am 27. 7. 1984 mit Ausräumung der Achselhöhle abladiert. Histologisch handelte es sich um ein mittelgroßzelliges duktales Karzinom mit mehreren Lymphknotenmetastasen. Im Oktober 1984 waren Knochenmetastasen nachweisbar. Am 4. 12. 1984 erfolgte der Exitus letalis.

   Auch hier führt die kurze Zeitspanne von nur 18 Monaten zwischen der oberen HKB und der Diagnose des linksseitigen Tumors sowie die Identität der histologischen Bilder zu dem Schluß, daß eine Metastasierung im Rahmen einer Generalisation des Krebses und kein echtes Zweitkarzinom der Mamma vorlag.

3. Frau J. R. wurde am 18. 6. 1981 wegen eines invasiv wachsenden Mammakarzinoms mit Achsellymphknotenmetastasen radikal operiert. Die obere HKB erhielt sie am 13. 7. 1981 und die untere HKB am 4. 8. 1981. Im Oktober 1987 wurden Skelettmetastasen festgestellt und eine bis jetzt noch nicht abgeschlossene Palliativbehandlung mit Strahlen und Hormonen eingeleitet. Als echter Zweitkrebs stellte sich ein Magenkarzinom ein, das am 1. 8. 1988 eine Magenresektion erforderlich machte.

   Da das Magenkarzinom 7 Jahre nach der HKB, also nach einer angemessenen Latenzzeit auftrat, erscheint hier eine strahleninduzierte Kanzerogenese möglich, ist jedoch nicht zu beweisen.

4. Nach Radikaloperation eines Carcinoma solidum simplex der rechten Mamma mit Achsellymphknotenmetastasen am 3. 6. 1981 erfolgte bei Frau O. R. am 30. 8. 1982 die obere HKB und am 20. 9. 1982 die untere HKB. Die Patientin blieb bis zum Dezember 1988 symptomfrei. Im Januar 1988 fanden sich ein kleiner Knoten in der linken Brust und verdächtige Achsellymphknoten. Die Radikaloperation erfolgte am 26. 1. 1989. Sie ergab ein invasives duktales Karzinom mit Metastasen in 6 Lymphknoten.

   Das Intervall von 6 Jahren und 5 Monaten zwischen der oberen HKB und der Operation der linken Brust, die unterschiedlichen histologischen Befunde und die sonstige Symptomfreiheit machen die Entstehung eines echten Zweitkarzinoms wahrscheinlicher als eine Metastasierung des zuerst behandelten Krebses. Eine Induktion durch die obere HKB ist nicht auszuschließen, kann aber auch nicht bewiesen werden.

Ergänzend muß in diesem Zusammenhang darauf hingewiesen werden, daß bei einer nur lokal bestrahlten Patientin des Vergleichskollektivs nach 43 Monaten bei sonstiger Symptomfreiheit ein Karzinom der kontralateralen Mamma erfolgreich operiert wurde. Die Patientin blieb danach weiterhin, bis jetzt über 7 Jahre seit der Erstoperation recidiv- und metastasenfrei. Deshalb und da etwas differente histologische Befunde vorlagen, erscheint auch hier die Annahme eines

Tabelle 7

Verläufe der mit HKB behandelten Brustkrebserkrankungen

Sy-Fr = Symptomfreiheit, ÜLZ = Überlebenszeit von der Operation bis zum 31. 12. 1988

Pat.	TNM-Formel	Stad.	Op.	ob. HKB	1. Rezidiv oder 1. Metastase	Komplikation, Zweittumor	Exitus	Monate	
								Sy-Fr	ÜLZ
1. S. L.	T_3N_1	III	5. 1. 81	16. 3. 81	–	Pneumonitis	16. 7. 81	6	6
2. S. R.	T_2N_1	II	9. 2. 81	18. 3. 81	VI 85 Leber	Pneumonitis	6. 7. 86	52	65
3. E. G.	T_2N_1	II	2. 3. 81	6. 4. 81	–	Pneumonitis	–	94	94
4. J. R.	T_2N_1	II	1. 6. 81	19. 7. 81	X 87 Skelett	I 88 Magen-Ca	–	76	91
5. H. I.	T_3N_1	III	18. 6. 81	20. 7. 81	VII 84 Brustwand	–	12. 7. 87	37	73
6. K. B.	T_2N_2	III	18. 6. 81	30. 7. 81	I 84 Brustwand	V 84 Sigma-Ca	26. 9. 86	31	63
7. W. H.	T_2N_1	II	16. 7. 81	28. 9. 81	I 85 Lunge	–	XII 85	42	53
8. E. H.	T_2N_2	III	11. 8. 81	30. 9. 81	III 83 Pleura	–	23. 6. 83	19	22
9. S. L.	T_2N_1	II	2. 12. 81	2. 2. 82	XI 83 Leber	–	4. 1. 84	22	25
10. G. H.	T_2N_2	III	10. 12. 81	15. 2. 82	–	–	–	84	84
11. M. I.	T_2N_1	II	16. 4. 82	1. 6. 82	–	–	–	80	80
12. L. C.	T_2N_1	II	21. 4. 82	9. 6. 82	VI 85 Skelett	–	28. 8. 87	38	64
13. B. G.	T_3N_1	III	19. 5. 82	14. 7. 82	XII 85 Supraklav.	–	7. 2. 87	43	57
14. O. R.	T_2N_1	II	3. 6. 82	30. 8. 82	–	I 89 Mamma-Ca	–	79	79
15. B. H.	T_3N_1	III	28. 9. 82	2. 11. 82	VI 83 Lunge	–	23. 7. 83	9	10
16. O. I.	T_2N_2	III	6. 10. 82	22. 11. 82	VII 84 and. Brust	–	4. 12. 84	21	26
17. F. K.	T_3N_3	III	23. 11. 82	17. 1. 83	V 85 Skelett	–	–	30	73
18. Eu. G.	T_2N_2	III	14. 2. 83	17. 3. 83	III 85 Brustwand	–	7. 9. 86	25	43
19. S. I.	T_3N_1	III	19. 4. 83	25. 5. 83	IV 86 Skelett	–	–	36	68
20. Be. G.	T_2N_3	III	24. 1. 84	6. 3. 84	V 86 Skelett	–	24. 4. 87	28	39

Tabelle 8

Verläufe der lokal bestrahlten Brustkrebserkrankungen

Sy-Fr = Symptomfreiheit, ÜLZ = Überlebenszeit von der Operation bis zum 31. 12. 1988

Pat.	Alter (Jahre)	TNM-Formel	Stad.	Op.	Bestr.-Beginn	1. Rezidiv oder 1. Metastase	Zweittumor	Exitus	Monate Sy-Fr	Monate ÜLZ
1. A. H.	45 1/12	T_3N_1	III	22. 4. 81	18. 5. 81	II 82 Skelett	–	IX 85	10	53
2. H. M.	41 8/12	T_2N_1	II	31. 3. 81	23. 5. 81	VIII 82 Leber	–	10. 11. 82	16	18
3. S. M.	56 6/12	T_2N_1	II	2. 4. 81	22. 4. 81	VI 81 Skelett	–	10. 6. 81	2	14
4. St. U.	51	T_1N_2	III	20. 3. 81	4. 5. 81	I 87 Brustwand	–	–	70	93
5. K. U.	54 3/12	T_2N_1	II	11. 6. 81	14. 7. 81	–	–	–	90	90
6. K. M.	58 6/12	T_2N_1	II	10. 6. 81	6. 7. 81	IX 88 Pleura	–	–	87	90
7. L. R.	46 2/12	T_2N_1	II	7. 5. 81	25. 5. 81	–	–	–	92	92
8. B. R.	54 4/12	T_2N_1	II	2. 3. 81	2. 4. 81	–	–	–	94	94
9. S. U.	56 6/12	T_2N_1	II	4. 3. 81	24. 4. 81	II 82 Leber	–	12. 4. 82	11	13
10. M. M.	52 1/12	T_2N_1	II	16. 11. 81	29. 12. 81	–	–	–	85	85
11. O. M.	35 4/12	T_2N_0	II	9. 10. 81	16. 11. 81	–	X 83 Mamma-Ca	–	87	87
12. G. K.	42 3/12	T_2N_3	III	18. 1. 83	12. 2. 83	XII 86 Skelett	–	–	47	71
13. K. A.	30 1/12	T_2N_0	II	19. 8. 82	27. 9. 82	I 84 Leber	–	14. 10. 85	17	38
14. M. U.	54 5/12	T_2N_1	II	27. 2. 83	28. 3. 83	XII 84 Skelett	–	II 86	22	36
15. S. H.	42 10/12	T_2N_0	II	10. 2. 83	10. 3. 83	–	–	–	71	71

echten Zweitkarzinoms gerechtfertigt. Eine Strahleninduktion ist wenig wahrscheinlich, da die an zweiter Stelle erkrankte Brust bei der postoperativen Bestrahlung der anderen Thoraxseite nur eine relativ niedrige Streustrahlendosis erhalten hat.

3.5. Wirkungen der Halbkörperbestrahlungen und der postoperativen Lokalbestrahlungen auf die Brustkrebserkrankung

Die wichtigsten Krankheitsdaten der 20 mit HKB behandelten Brustkrebspatientinnen sind in der Tabelle 7 zusammengefaßt, die der 15 zu Vergleichszwecken lokal bestrahlten Frauen in der nach dem gleichen Muster aufgestellten Tabelle 8. Stichtag für beide Patientenkollektive ist der 31. 12. 1988. Auf diesen beziehen sich die in Monaten ausgedrückten Überlebenszeiten der noch symptomfrei oder mit Metastasen lebenden Patientinnen.

Da im vorliegenden Zusammenhang allein die Strahlenwirkung auf das Mammakarzinom interessiert, bleibt in den folgenden Ausführungen die in der Tabelle 7 an erster Stelle stehende Frau S. L., die 6 Monate nach der Radikaloperation und 4 Monate nach der oberen HKB an einer nicht beherrschten Pneumonitis verstarb, außer Betracht, so daß von 19 mit HKB behandelten Patientinnen ausgegangen wird. – Die Anzahl der Frauen, die in beiden Kollektiven stadienbezogen 3 Jahre und 5 Jahre nach der Operation sowie am Stichtag lebten bzw. symptomfrei waren, ist in der Tabelle 9 aufgeführt.

Tabelle 9

Zahl der überlebenden (ÜL) und symptomfreien (Sy-Fr) Patientinnen nach 3 Jahren, nach 5 Jahren und am Stichtag
‴ davon 3 Patientinnen mit Befund N_0
″ davon 2 Patientinnen mit Befund N_0
+ davon 1 Patientin mit Befund T_1

		HKB			Lokalbestrahlung		
		Σ	Stad. II	Stad. III	Σ	Stad. II	Stad. III
Vor Bestrahlung		19	8	11	15	12‴	3+
3 Jahre	ÜL	15	7	8	12	9″	3+
	Sy-Fr	11	7	4	9	7″	2+
5 Jahre	ÜL	11	6	5	9	7″	2+
	Sy-Fr	5	4	1	8	7″	1+
Stichtag	ÜL	7	4	3	9	7″	2+
	Sy-Fr	4	3	1	6	6″	–

Angesichts der wenigen, prognostisch sehr ungünstigen Fälle des Stadiums III in der Gruppe der lokal bestrahlten Frauen muß sich ein Vergleich der Kollektive auf die Patientinnen mit Mammakarzinom des Stadiums II beschränken. Man erkennt, daß der Anteil der überlebenden und symptomfreien mit HKB behandelten Patientinnen nach den angegebenen Zeitspannen nicht kleiner ist als der entsprechende Anteil der lokal bestrahlten Frauen. Das gilt besonders, wenn man berücksichtigt, daß 2 der bis zum Stichtag symptomfrei gebliebenen, lokal bestrahlten Patientinnen im Operationspräparat keine Achsellymphknotenmetastasen hatten.

Betrachtet man das Schicksal aller verstorbenen Frauen, dann zeigt sich, daß die mit HKB behandelten ($n=12$) die Operation im Mittel 45 Monate und die lokal bestrahlten ($n=6$) im Mittel 28,7 Monate überlebten. Beschränkt auf die Fälle des Stadiums II betrugen die entsprechenden Überlebenszeiten ($n=4$) 51,75 Monate bzw. ($n=5$) 23,8 Monate.

Schließlich sei noch auf die durchschnittlichen Zeitspannen zwischen der Operation und dem Auftreten eines Rezidivs bzw. der ersten Metastasierung hingewiesen. Diese betrugen bei den mit HKB behandelten Frauen ($n=15$) trotz des hohen Anteils an Fällen des Stadiums III 33,9 Monate und bei den lokal bestrahlten Frauen ($n=9$) 31,3 Monate. Betrachtet man allein die nicht symptomfreigebliebenen Fälle des Stadiums II, dann dauerte das mittlere symptomfreie Intervall bei den mit HKB behandelten Frauen ($n=5$) 46 Monate und bei den lokal bestrahlten Frauen ($n=6$) 25,8 Monate. Daß die zuletzt genannte Zeitspanne länger war als die mittlere Überlebenszeit der verstorbenen lokal bestrahlten Patientinnen, ergibt sich daraus, daß die in der Tabelle 8 an 6. Stelle angeführte noch lebende Frau K. M. erst 89 Monate nach der Operation eine Pleurametastasierung bekam.

Insgesamt lassen die genannten Zahlen den Schluß zu, daß die HKB den Verlauf der Brustkrebserkrankung nicht ungünstig beeinflußt. Im Vergleich mit der Wirkung der fraktionierten Lokalbestrahlung besteht vielmehr der Eindruck, daß die HKB das Auftreten von Rezidiven und Metastasen verzögert und daß sie die Überlebenszeit bei Unheilbarkeit verlängert. Besonders wichtig ist die Feststellung, daß Befürchtungen, die HKB könne durch eine Immunsuppression Frühmetastasierungen begünstigen, unberechtigt sind.

3.6. Wertung der beobachteten Strahlenwirkungen

3.6.1. Klinische Frühreaktionen

Das mit vegetativen Erscheinungen wie Erbrechen, Schwindelgefühl, Tachykardie, Blutdruckschwankungen und Temperaturerhöhung verbundene akute Strahlensyndrom dauerte meistens nur wenige, höchstens 24 Stunden. Übelkeit,

Appetitmangel, Brechreiz und Mattigkeit schwanden spätestens nach 2 Wochen. Bei einem Teil der Patientinnen traten flüchtige Schleimhautreaktionen oder eine leichte, rasch vorübergehende Parotitis auf. Durchfälle spielten nur eine untergeordnete Rolle.

Diese das Wohlbefinden nur kurzzeitig störenden Frühreaktionen brachten für die Patientinnen auf die gesamte Behandlung bezogen keine stärkere Belästigung als die mit einer 4 Wochen dauernden fraktionierten Lokalbestrahlung oder mit einer Langzeitchemotherapie einhergehenden Unannehmlichkeiten. Die gelegentlich länger anhaltende Mundtrockenheit wurde durch eine Anpassung der Eßgewohnheiten und der psychisch belastende Verlust des Kopfhaares durch Zuspruch und durch Tragen einer Perücke so kompensiert, daß die Patientinnen gut damit zurecht kamen.

3.6.2. Reaktionen des Blutbildes

Weder die initiale Granulozytose noch die starke Verminderung der kernhaltigen Blutzellen, der Retikulozyten und der Thrombozyten in den ersten Tagen verursachten klinische Symptome. Ein bei 3 Patientinnen zwischen dem 15. und 21. Tag nach der oberen HKB aufgetretener Herpes labialis war vermutlich Folge einer Immunsuppression im Zusammenhang mit der Lymphopenie. Ob eine Cholecystitis, ein Soorbefall der Zunge, ein grippaler Infekt oder eine Tonsillitis durch eine lymphopeniebedingte Immunsuppression begünstigt wurden, kann nicht entschieden werden. Wichtig ist, daß alle diese Begleiterkrankungen unter einer entsprechenden Therapie ohne einen Schaden zu hinterlassen, abheilten.

Im Vergleich zu den Auswirkungen unvollständiger HKB, z. B. durch teilweise Aussparung der Extremitäten oder von Bestrahlungen nur eines Halbkörpers (EICHHORN et al., HERRMANN et al., DALLÜGE et al.) normalisierten sich die Blutwerte nach vollständiger oberer und unterer HKB nur stark verzögert. Die Normalisierung der Retikulozytenrate dauerte rund 50 Tage, die des Hämatokrits und des Hämoglobins rund 270 Tage. Die Zahl der Granulozyten erreichte nach 50 Tagen rund 75 % und nach einem Jahr rund 90 % des Ausgangswertes, die der Lymphozyten nach 15 Monaten rund 84 % und die der Thrombozyten nach einem Jahr rund 75 %.

Auch diese langzeitige Beeinflussung des Blutbildes führte bei keiner Patientin zu irgendwelchen Krankheitserscheinungen. Zu keiner Zeit waren Zeichen einer erhöhten Blutungsbereitschaft zu erkennen. Bluttransfusionen waren nicht erforderlich.

3.6.3. Reaktionen des Immunsystems

Soweit die mitgeteilten Ergebnisse der Rosettenteste, die wenigen Untersuchungen der Fähigkeit zur Blasttransformation und die nahezu konstante Konzentration der Immunglobuline die immunologische Potenz des Organismus widerspiegeln, bewirkten die HKB nur eine kurzdauernde Suppression der zellulären Immunität. Diese Suppression war nach der oberen HKB stärker ausgeprägt als nach der unteren. In jedem Fall waren spätestens 3 Wochen p. r. und bei den nachfolgenden Langzeitkontrollen normale Werte nachweisbar.

Während entsprechend den in 3.4.1. und 3.6.2. beschriebenen Begleiterscheinungen in den ersten beiden Wochen p. r. offenbar eine erhöhte Infektionsgefährdung vorlag, wurden im weiteren Verlauf übereinstimmend mit den Laborbefunden keine klinischen Hinweise auf eine Immunschwäche beobachtet. Im besonderen sprechen das in 3.5. dargelegte spätere Auftreten von Metastasen und die längere mittlere Überlebenszeit nach HKB gegen eine langdauernde, klinisch relevante Schwächung des Immunsystems.

3.6.4. Veränderungen von Bestandteilen des Serums

Die kurzdauernden Aktivitätsanstiege der Transaminasen ASAT und ALAT mit anschließenden Aktivitätsverminderungen gingen wahrscheinlich auf Enzymfreisetzungen aus geschädigten Erythrozyten, Herz- und Leberzellen und auf nachfolgende zelluläre Enzymdefizite zurück. – Die vorübergehende Vermehrung der Creatinkinase nach der oberen HKB bei 5 Patientinnen korrelierte nicht mit pathologischen EKG-Befunden oder Myokardszintigrammen. Dennoch muß hier eine Freisetzung aus geschädigten Zellen angenommen werden. Das gleiche gilt für den flüchtigen Aktivitätsanstieg, der in einem Fall nach der unteren HKB auftrat.

Der lediglich bei 3 Frauen ausgebliebene Aktivitätsanstieg der α-Amylase nach der oberen HKB war vermutlich vorwiegend die Folge von Enzymfreisetzungen aus geschädigten Zellen der Kopfspeicheldrüsen und weniger des Pankreas, dem eine geringere Strahlenempfindlichkeit zugesprochen wird. Bei 7 Fällen mit der klinischen Symptomatik einer flüchtigen Parotitis war die Vermehrung der α-Amylase im Serum besonders ausgeprägt. – Während sich die subjektiv symptomlose Erhöhung der α-Amylasewerte rasch zurückbildete und auch die Zeichen einer Parotitis nach wenigen Tagen verschwanden, war die sekretorische Leistung der Kopfspeicheldrüsen wie bereits erwähnt, längere Zeit eingeschränkt, so daß die Patientinnen zum Teil über eine mehrere Wochen dauernde, lästige Mundtrockenheit klagten. – Der kurzdauernde geringe Aktivitätsanstieg der Lipase nach der oberen HKB war vermutlich durch eine vorübergehende Schädigung des exkretorischen Pankreasparenchyms bedingt. Eine Pankreatitis wurde durch die HKB nicht ausgelöst.

Die beschriebenen Änderungen der Enzymaktivitäten waren weder in den ersten Tagen p. r. noch später mit irgendwelchen subjektiven oder klinischen Erscheinungen verbunden.

Der Einfluß der HKB auf die LDH und ihr Isoenzym α-HBDH, auf die alkalische und saure Serumphosphatase, auf die Bluteiweiße, das Hitzefibrin, die Thromboplastinzeit sowie auf die Elektrolyte Natrium, Kalium und Kalzium war gering und besaß keine klinische Bedeutung.

Das Verhalten der Schilddrüsenhormone und des Cortisols nach der oberen HKB entsprach den Reaktionen auf Belastungssituationen und blieb ohne klinische Relevanz. Die vermehrte Freisetzung von T_4 war möglicherweise auch Folge einer strahlenbedingten subklinischen Thyreoiditis, der ebenfalls kein Krankheitswert zukam.

3.6.5. Reaktionen der Lunge

Die schwerste und gefährlichste Komplikation der HKB war die Pneumonitis. Während Frau S. L. mit der am stärksten ausgeprägten Pneumonitis trotz intensiver Therapie rasch verstarb, heilten die Pneumonitiden bei Frau S. R. und Frau E. G. unter Hinterlassung geringfügiger Lungenfibrosen aus. Funktionell verblieb nur bei Frau E. G., die von beiden das schwerere Krankheitsbild geboten hatte, eine leichte restriktive Ventilationsstörung. Darüber hinaus entwickelten sich bei Frau S. R. auf der Basis einer Vorschädigung des Herzens disseminierte Herzmuskelnekrosen und eine Linkshypertrophie, bei Frau E. G. ein inkompletter Rechtsschenkelblock und eine Links-Rechtshypertrophie im EKG. Frau E. G. war übrigens am Stichtag seitens ihres Mammakarzinoms 94 Monate symptomfrei und fühlte sich wohl.

Wie die Verlaufsbeobachtungen bei den übrigen 17 mit geteilter oberer HKB und effektiven Lungendosen von 8 Gy behandelten Frauen zeigten, läßt sich die Pneumonitis als relevante klinische Komplikation zuverlässig vermeiden.

Dagegen deckten die systematischen Lungendichtemessungen im CT eine klinisch stumme Erhöhung der mittleren Lungendichte nach 6 bis 7 Monaten und nach dem 31. Monat p. r. auf. Die Gründe hierfür waren wahrscheinlich zunächst eine vorübergehende, subjektiv symptomlose, geringfügige Exsudation oder Hyperämie und dann eine klinisch stumme Vermehrung des Lungengewebes, vermutlich im Sinne einer wenig ausgeprägten Fibrose. Diesen Veränderungen kann auf Grund der bisher vorliegenden Befunde trotz ihres Einflusses auf die Hämodynamik und das Herz kein wirklicher Krankheitswert zugemessen werden. Dabei handelte es sich einmal um die zwischen dem 12. und 15. Monat p. r. bei zwei Drittel der Fälle im Perfusionsszintigramm festgestellten diffusen Durchblutungsverminderungen und andermal um die Entwicklung einer nur im EKG nachweisbaren latenten Herzhypertrophie. Auch der Umstand, daß mit Ausnahme der geringen restriktiven Ventilationsstörung bei Frau E. G. keine bleibende Einschränkung der Lungenfunktion gefunden werden konnte, spricht dafür, daß den genannten Veränderungen nur eine geringe Bedeutung beizumessen ist. Offenbar besitzt die Lunge ein beträchtliches Kompensationsvermögen.

3.6.6. Reaktionen des Herzens

Die Auswirkungen der oberen HKB auf das Herz waren unterschiedlich und komplexer Natur. Einmal wurden vorübergehende funktionelle Beeinflussungen der Reizbildung und der Reizleitung beobachtet, wie Sinustachykardien, Extrasystolen, Erregungsrückbildungsstörungen und in einem Fall ein AV-Block ersten Grades bei einem vorgeschädigten Herzen. Sie waren für das Wohlbefinden der Patientinnen und für den gesamten weiteren Verlauf bedeutungslos. – Andermal kam es durch eine unmittelbare Strahlenwirkung auf das Herz zu bleibenden Schädigungen von Herzmuskelzellen, des Reizleitungssystems und möglicherweise auch myokardialer Kapillaren. Schließlich fanden sich Anpassungsreaktionen auf die veränderte Hämodynamik im kleinen Kreislauf durch die erörterten Lungenreaktionen.

Für eine latente Herzhypertrophie im Sinne einer solchen Anpassungsreaktion sprechen die signifikanten Erhöhungen der R-Amplituden in den EKG-Ableitungen nach WILSON sowie der signifikante Anstieg des Sokolow-Index rechts und links präkordial. Dagegen waren die T-Amplituden nur vorübergehend in der Ableitung V_1 erniedrigt. Senkungen der ST-Strecke blieben aus.

In 6 Fällen fanden sich deutliche Hypertrophiezeichen. 3 von ihnen hatten bereits vor der HKB ein pathologisches EKG, unter ihnen die Pneumonitispatientin R. S. und Frau H. I. mit der Lungenstauung, die beide bereits vor der HKB eine Herzverbreiterung im Röntgenbild erkennen ließen. Die anderen 3 Patientinnen mit einem normalen Ausgangs-EKG waren die Pneumonitispatientin E. G., Frau E. H. mit einer Lungenmetastasierung und Frau B. G., bei der sich keine Ursache für die Herzhypertrophie fand. Daraus ergibt sich, daß die HKB bei intaktem Herz und bei Vermeidung einer Pneumonitis nur ausnahmsweise zu einer Herzhypertrophie führt.

Wie die Myokardszintigraphien zeigten, entwickelten 5 Patientinnen, alle mit zum Teil erheblich vorgeschädigtem Herzen, disseminierte Myokardnekrosen. Bei einer von ihnen, bei Frau E. H. wurde 3 Monate später autoptisch eine Perikardmetastasierung mit Übergriff auf das Myokard gesichert. Bei den anderen 4 Patientinnen fanden sich im weiteren Verlauf Myokardnarben oder -fibrosen ohne Anzeichen einer Progredienz nekrotischer Vorgänge. Klinisch machten sich nur in einem Fall, bei Frau M. I. vorübergehend leichte Unterschenkelödeme bemerkbar. Die übrigen Patientinnen boten keine klinischen Zeichen einer Herzerkrankung oder Herzleistungsschwäche.

Der Umstand, daß von 7 Patientinnen mit einem pathologischen Befund im Ausgangs-EKG 5 mit diffusen Myokardnekrosen reagierten, zeigt, daß ein bereits bestehender Herzmuskelschaden durch die HKB ungünstig beeinflußt werden kann, wenn auch im Patientengut der Pilotstudie keine klinisch relevanten Folgen aufgetreten sind. Wie weit allerdings die strahlenbedingten Myokardnarben und -fibrosen als stationärer Endzustand anzusehen sind oder vielleicht im Zusammenhang mit Gefäßschädigungen progredient werden können, muß vorerst offen bleiben. Der fehlende Nachweis fortschreitender Zelluntergänge spricht gegen eine solche Entwicklung.

Die Bewertung der radiokardiographisch gewonnenen Parameter ist nur begrenzt möglich, da das Verhalten ihrer Mittelwerte keine Signifikanz erreichte und da die Einzelwerte eine starke Streuung aufwiesen. Der geringe Anstieg des Herzzeitvolumens, des Herzindex, des Schlagvolumens und des Schlagindex in den ersten 6 Wochen p. r. mit anschließendem Abfall und Wiederanstieg auf ein leicht erhöhtes Niveau nach 24 Monaten ist vermutlich auch als ein Anpassungsvorgang zu deuten und ein Ausdruck des Kompensationsvermögens des Herzens. Der Rückgang des Mittelwertes der linksventrikulären Ejektionsfraktion von $62 \pm 14\%$ auf $53 \pm 11\%$ nach 24 Monaten kann das Zeichen eines verminderten Leistungsvermögens sein. Klinisch ist ein solcher jedoch nicht in Erscheinung getreten. Auch ist zu bedenken, daß ein Drittel der Patientinnen bereits eine Vorschädigung des Herzens hatte. Es erscheint daher die Schlußfolgerung gestattet, daß die HKB im Beobachtungszeitraum keine Beeinträchtigung der Herzfunktion mit Krankheitswert verursachte.

3.6.7. Zweitkrebse nach HKB

Bei 2 der 3 in der kontralateralen Mamma aufgetretenen Karzinome handelte es sich um Metastasen des Grundleidens. Dagegen lag bei Frau O. R. vermutlich ein echtes zweites Mammakarzinom vor. Ob dessen Entstehung jedoch mit der 6 Jahre und 5 Monate vor der zweiten Brustoperation erfolgten oberen HKB ursächlich im Zusammenhang stand, muß offen bleiben, zumal da das Risiko, an einem Krebs der anderen Brust zu erkranken, für erfolgreich behandelte Mammakarzinompatientinnen erhöht ist.

Als 2 echte Zweitkarzinome sind der 33 Monate nach der unteren HKB operierte Sigmakrebs bei Frau K. B. und der 7 Jahre nach der unteren HKB operierte Magenkrebs bei Frau J. R. aufzufassen. Während der erstere wegen des relativ kurzen Intervalls wahrscheinlich mit der HKB nichts zu tun hat, ist beim letzteren eine Induktion durch die HKB möglich.

Welche Bedeutung die HKB für die Entstehung einer zweiten Geschwulst tatsächlich hat, kann nur mit statistischen Methoden an großen vergleichbaren Kollektiven mit Langzeitbeobachtungen ermittelt werden. Unabhängig davon ist zu bedenken, daß sehr wahrscheinlich auch eine intensive antineoplastische Chemotherapie kanzerogen wirken kann.

3.6.8. Einfluß auf die Brustkrebserkrankung

Die Brustkrebserkrankungen verliefen nach der HKB keinesfalls ungünstiger als nach der fraktionierten Lokalbestrahlung. Im besonderen kam es nicht zu einer als möglich angesehenen Frühmetastasierung infolge Immunsuppression. Im Gegenteil, Rezidive und Metastasen traten nach der HKB später auf und die Überlebenszeit der verstorbenen Frauen war nach der HKB deutlich länger. Die Anteile der nach 3 Jahren, nach 5 Jahren und am Stichtag lebenden oder symptomfreien Patientinnen war in beiden Kollektiven etwa gleich, wenn man die Unterschiede in der Stadienzugehörigkeit der Einzelfälle berücksichtigt.

Bei fortgeschrittenen Brustkrebserkrankungen ist daher die adjuvante obere und untere HKB sehr wahrscheinlich keine schlechtere Behandlungsmethode als die postoperative Lokalbestrahlung.

3.7. Schlußfolgerungen

1. Die obere und untere HKB ist wie alle Behandlungsmethoden zur Eliminierung von Krebsgewebe ein eingreifendes Verfahren. Sie ist mit Unannehmlichkeiten, Belastungen und Risiken verbunden. Das Gleiche gilt aber auch für die hochdosierte Lokalbestrahlung und für die antineoplastische Chemotherapie. Es sei hier nur auf die Knochenmark-, Herz- und Lungentoxizität mancher Zytostatika oder auf deren immunsuppressive und kanzerogene Wirkung verwiesen.
2. Die zum Teil heftigen, jedoch rasch abklingenden Frühreaktionen einschließlich der Mundtrockenheit und des Haarausfalls sind angesichts der Gefährdung durch den Brustkrebs und der Nebenwirkungen anderer Therapieformen zumutbar.
3. Die lange dauernde Beeinträchtigung der Blutbildung verursacht keine Krankheitserscheinungen und hat keinen Einfluß auf den klinischen Verlauf. Anderenorts gesammelte Erfahrungen weisen darauf hin, daß eine partielle Aussparung der Extremitäten die Erholung der Blutbildung beschleunigen kann. Eine Aussparung der Hände und Füße einschließlich der distalen Epiphysen der Unterarme und der Unterschenkel aus dem Strahlenkegel erscheint vertretbar, da diese nur sehr selten Sitz einer Metastasierung sind.
4. Die Immunsuppression in den ersten 3 Wochen p. r. führt vermutlich zu einer erhöhten Infektanfälligkeit. Sie sollte Anlaß für eine Infektionsprophylaxe, z. B. durch hygienische Maßnahmen sein.
5. Rasch vorübergehende Schwankungen der Serumspiegel einiger Enzyme und Hormone treten klinisch nicht in Erscheinung und können vernachlässigt werden.
6. Die lebensbedrohende Pneumonitis läßt sich durch Fraktionierung und

Begrenzung der effektiven Lungendosis zuverlässig vermeiden. Damit sind auch konsekutive Respirationseinschränkungen und Beeinträchtigungen des Herz-Kreislauf-Systems vermeidbar.

7. Eine subklinische flüchtige Infiltration bzw. Hyperämie der Lunge 6 bis 7 Monate p. r. sowie eine bleibende geringe Vermehrung des Lungengewebes im Sinne einer latenten Fibrose werden ebenso wie eine Verminderung der Lungenperfusion von der Lunge und vom Herz kompensiert. Sie haben keinen Krankheitswert und bedürfen keiner Behandlung.
8. Zeitweilige Irritationen der Reizbildung und der Reizleitung sowie Anpassungsreaktionen des Herzens an die geänderte Hämodynamik sind klinisch stumm und erfordern keine Therapie. Die Entwicklung disseminierter Herzmuskelnekrosen bei 5 von 7 Patientinnen mit einem vorgeschädigten Herzen mahnen zur Vorsicht beim Vorliegen eines Herzmuskelschadens. Im Hinblick auf das mit einem fortgeschrittenen Brustkrebs verbundene Risiko kann daraus jedoch keine grundsätzliche Kontraindikation gegen eine HKB abgeleitet werden, zumal da mit Ausnahme eines Falles von vorübergehenden leichten Unterschenkelödemen kardiale Krankheitserscheinungen ausblieben.
9. Auch aus der Beobachtung von 2 Zweitkrebsen, deren Entstehung möglicherweise mit der HKB zusammenhängt, ergibt sich keine Kontraindikation gegen diese, wenn sich bei weiteren Studien herausstellen sollte, daß sie den Verlauf der lebensbedrohenden Brustkrebserkrankung günstig beeinflussen kann.
10. Die Verlängerung des Intervalls bis zum Auftreten von Metastasen und die längere Überlebenszeit rechtfertigen weitere Studien zur Prüfung der Leistungsfähigkeit der adjuvanten oberen und unteren HKB bei fortgeschrittenen Brustkrebserkrankungen. Im besonderen erscheint eine prospektive Studie an größeren randomisierten Patientenkollektiven zum Vergleich mit der adjuvanten Chemotherapie sinnvoll.
11. Die adjuvante obere und untere HKB erscheint unter Nutzung der inzwischen mit der hochdosierten Ganzkörperbestrahlung vor Knochenmarktransplantation gesammelten Erfahrungen methodisch verbesserungsfähig durch eine
    - weitere Fraktionierung, auch der unteren HKB verbunden mit einer entsprechenden Erhöhung der Mittelliniendosis,
    - Abschirmung der Lunge zur Verabreichung der vollen Mittelliniendosis in den extrapulmonalen Partien des oberen Halbkörpers,
    - zusätzliche Lokalbestrahlung der Thoraxwand und der Lymphabflußgebiete, eventuell unter Verwendung schneller Elektronen,
    - Aussparung der Hände und Füße einschließlich der distalen Epiphysen der Unterarme und Unterschenkel für eine beschleunigte Erholung der Blutbildung und

- Kombination mit anderen Behandlungsformen, wie einer additiven Hormontherapie, falls möglich einer Ganzkörperhyperthermie oder anderen geeignet erscheinenden Maßnahmen.

12. Wenn auch für die Wahl eines Therapieverfahrens dessen Leistungsfähigkeit maßgebend ist, so ist doch auch zu bedenken, daß die obere und untere HKB weniger arbeits- und kostenaufwendig ist als eine fraktionierte Lokalbestrahlung oder eine Langzeitchemotherapie.
13. Die adjuvante obere und untere HKB schließt spätere Lokalbestrahlungen oder Behandlungen mit Zytostatika nicht aus.

4. Zusammenfassung

Am Anfang der Strahlentherapie stand die empirisch betriebene Behandlung von Hautkrankheiten. Wichtige Fortschritte wurden an der Leipziger Chirurgischen Universitätsklinik durch H. HEINEKE und G. PERTHES erarbeitet. Sie entdeckten grundlegende strahlenbiologische Gesetzmäßigkeiten und wiesen den Weg für die Strahlenbehandlung tiefliegender Geschwülste. Lange Zeit dominierten die einzeitig verabreichten, großräumigen Röntgentiefenbestrahlungen im Sinne einer Therapia sterilisans magna. Ihre Leistungsfähigkeit war jedoch sehr beschränkt. Angesichts der Erfolge der Radiumkontakttherapie wurde sie deshalb durch kleinräumige Bestrahlungen umschriebener Zielgebiete und durch die Fraktionierung der Strahlenapplikation abgelöst. Die fraktionierte Röntgenkleinraumbestrahlung erwies sich zwar bei einigen lokal begrenzten Krebsen als sehr wirksam, konnte jedoch ausgedehnte Geschwülste in der Tiefe nicht beherrschen. Es war daher ein großer Fortschritt, daß es mit der Einführung der Hartstrahltherapie möglich wurde, größere, tiefliegende Zielgebiete mit hohen kanzeriziden Strahlendosen zu belegen und bisher nicht erreichbare Heilungen zu erzielen. Neben dem Einsatz von Telekobaltgeräten und Linearbeschleunigern spielten hier neue Techniken der Bestrahlungsplanung und -realisierung eine wichtige Rolle.

Eine besondere Form der hochdosierten, großräumigen Tiefenbestrahlung ist die von FITZPATRICK und RIDER 1976 beschriebene HKB. Bei 82 zumeist mehrfach vorbehandelten Kranken mit weit fortgeschrittenen Krebsleiden führten sie einzeitige HKB mit palliativer Zielsetzung durch. Die Mittelliniendosen betrugen 8 Gy bis 10 Gy. Bei erstaunlich geringen akuten Nebenwirkungen erzielten sie rasche Schmerzlinderungen und Besserungen anderer Krankheitserscheinungen. Als wichtigste Komplikation erwies sich die lebensbedrohende Pneumonitis.

Von 1978 bis 1980 wandten wir bei 49 Patienten mit unheilbaren Krebsen HKB als Palliativbehandlung an. In 9 Fällen wurde der obere und untere Halbkörper im Abstand von 3 bis 4 Wochen bestrahlt. Die Mittelliniendosen betrugen bei soliden Tumoren 7 bis 8 Gy und bei malignen Lymphomen 6 Gy. Neben einer guten Schmerzlinderung zeigten 37 Patienten eine mehr oder weniger ausgeprägte Rückbildung von Befunden. Die Frühreaktionen auf die Bestrahlungen waren zumutbar. In 4 Fällen entwickelte sich eine Pneumonitis. – Es zeigte sich, daß HKB auch nach vorangegangenen Lokalbestrahlungen und nach einer zytostatischen Therapie durchgeführt werden können und solche zu einem späteren Zeitpunkt nicht ausschließen. Wie 2 detailliert beschriebene Verläufe zeigen, können in Einzelfällen lange Überlebenszeiten erzielt werden.

Da viele fortgeschrittene Brustkrebse bereits latent auf dem Blutweg metastasiert haben, bedürfen sie neben der Radikaloperation einer im ganzen Körper wirksamen Behandlung. Ermuntert durch die Erfahrungen mit der palliativen HKB und angesichts der begrenzten Leistungsfähigkeit zytostatischer Behandlungen entschlossen wir uns, die obere und untere HKB als eine im ganzen Körper wirksame adjuvante Brustkrebstherapie in einer Pilotstudie zu untersuchen.

Deren Ziel war festzustellen, ob die obere und untere HKB mit Gefährdungen oder Belästigungen verbunden ist, die mit dem Ziel einer adjuvanten Krebstherapie nicht vereinbar sind und, ob es gegebenenfalls ethisch verantwortbar ist, ihre Wirksamkeit in einer größeren prospektiven Studie im Vergleich mit anderen Verfahren zu überprüfen.

Von 1981 bis 1984 führten wir bei 20 Frauen, die wegen eines loko-regional fortgeschrittenen Brustkrebses radikal operiert worden waren, eine obere und untere HKB durch. Alle hatten histologisch gesicherte Achsellymphknotenmetastasen. 8 gehörten dem Stadium II, 12 dem Stadium III an. Fernmetastasen wurden durch sorgfältige Voruntersuchungen ausgeschlossen.

Als Vergleichskollektiv dienten 15 wegen eines Brustkrebses radikal operierte Patientinnen, die wie bisher üblich lokal bestrahlt und, soweit sie noch nicht in der Menopause waren, einer Strahlenmenolyse unterzogen wurden. Bei 3 von ihnen war die Achselhöhle histologisch metastasenfrei. In 12 Fällen lag ein Stadium II und in 3 Fällen ein Stadium III vor. Der Anteil prognostisch sehr ungünstiger Fälle war damit deutlich geringer. Auch hier wurden Fernmetastasen durch Voruntersuchungen ausgeschlossen.

Die am Anfang stehenden oberen HKB erfolgten bei den ersten 3 Patientinnen einzeitig mit einer Mittelliniendosis von 8 Gy, einer effektiven Lungendosis von 9,05 bis 9,28 Gy entsprechend. Sie führten zur Entwicklung von Pneumonitiden. Eine von ihnen verlief leider tödlich, während die beiden anderen unter Hinterlassung einer geringen Fibrose ausheilten. Bei den übrigen 17 Patientinnen wurde deshalb die Dosis der oberen HKB auf 8 Gy in der Lunge korrigiert und auf 2 Sitzungen in 6 Stunden Abstand aufgeteilt. Unter diesem Regime trat keine weitere Pneumonitis auf. Die untere HKB wurde etwa 3 Wochen später immer einzeitig mit einer Mittelliniendosis von 8 Gy gegeben.

Die Zielsetzung der Pilotstudie erforderte eine engmaschige Langzeitkontrolle zahlreicher Parameter.

Im Vordergrund der klinischen Frühreaktionen standen vegetative Störungen wie Übelkeit, Schwindelgefühl, wiederholtes Erbrechen, Anstieg der Temperatur und Pulsfrequenz, Blutdruckschwankungen und vereinzelt Durchfälle. Alle diese Erscheinungen klangen rasch wieder ab. 7 Frauen bekamen eine vorübergehende Parotitis, alle eine vollständige Epilation, der später ein dichtes Haarwachstum folgte. Die Schleimhautreaktionen waren gering.

Im Blutbild verminderte sich die Lymphozytenzahl unmittelbar nach den Bestrahlungen sehr rasch. Ihr Wiederanstieg begann zögernd und verlief langsam. Erst 15 Monate p. r. war kein signifikanter Unterschied zum Ausgangswert mehr nachweisbar. Die Granulozytenzahl und damit auch die Gesamtleukozytenzahl sank erst nach einem vorübergehenden Anstieg ab. Ihre Erholung dauerte etwa ein Jahr. Der langsamer eintretenden Depression der Thrombozytenzahl folgte eine noch stärker verzögerte Erholung auf rund 75 % des Ausgangswertes nach einem Jahr. Die Zahl der Retikulozyten sank nur vorübergehend gering ab, während der Wiederanstieg des Hämatokrits und des Hämoglobinwertes etwas länger dauerte. Klinische Auswirkungen der Blutbildveränderungen wurden nicht beobachtet.

Die mit Rosettentesten überwachte zelluläre Immunität ließ eine vorübergehende Suppression erkennen, die nach 3 Wochen überwunden war. Möglicherweise standen 3 Fälle von Herpes labialis, ein Soorbefall der Zunge, eine Tonsillitis und eine Cholecystitis mit der passageren Immunsuppression im Zusammenhang. Die Immunglobuline zeigten keine nennenswerten Veränderungen.

Die Serumenzyme ASAT und ALAT, die α-Amylase und Lipase stiegen vorübergehend an, ohne daß damit Krankheitserscheinungen verbunden waren. Eine kurzdauernde Aktivitätserhöhung der Creatinkinese stand nicht im Zusammenhang mit kardiologischen Befunden. Die LDH, die α-HBDH, die alkalische und saure Phosphatase veränderten sich kaum. Das gleiche gilt für die Bluteiweiße, das Hitzefibrin, die Thromboplastinzeit und die Serumelektrolyte.

Von den Schilddrüsenhormonen zeigte das T_3 einen kurzdauernden Abfall und das T_4 einen vorübergehenden Anstieg bei gleichzeitiger Erhöhung des Cortisolspiegels. Vermutlich handelte es sich um eine Reaktion auf die Belastungssituation.

Die wichtigste Strahlenwirkung auf die Lunge und einzige echte Komplikation war die in 3 Fällen aufgetretene Pneumonitis, die wie bereits erwähnt, sicher vermeidbar ist. Darüber hinaus ergaben Lungendichtemessungen im CT einen vorübergehenden Dichteanstieg nach 6 bis 7 Monaten und einen weiteren nach 31 bis 36 Monaten, wahrscheinlich einer subklinischen Exsudation oder Hyperämie und einer klinisch stummen Fibrose entsprechend. In der Mehrzahl der Fälle entwickelten sich klinisch symptomlose, funktionell kompensierte Verminderungen der Lungenperfusion. Als einzige bleibende Einschränkung der Lungenfunktion fand sich bei einer Pneumonitispatientin eine subjektiv unbemerkte, geringe restriktive Ventilationsstörung.

Das Herz wurde durch die HKB einmal direkt durch Wirkungen auf die Herzmuskelzellen und die myokardialen Kapillaren beeinflußt und andermal zu Anpassungsreaktionen auf die veränderte Hämodynamik im kleinen Kreislauf veranlaßt. Im EKG wiesen neben flüchtigen Störungen der Reizbildung und der Reizleitung Erhöhungen der R-Amplituden in den Ableitungen V_2 und V_6 sowie der Anstieg des Sokolow-Index auf eine latente Hypertrophie hin. Deutliche Zeichen einer Hypertrophie wurden 6mal beobachtet und zwar nach Pneumonitis, bei Lungenmetastasierung, bei Herzvorschädigung und nur einmal ohne ersichtlichen Grund. Von 7 Frauen mit einem pathologischen Ausgangs-EKG bekamen 5 szintigraphisch diagnostizierte diffuse Myokardnekrosen. Mit Ausnahme flüchtiger Unterschenkelödeme in einem Fall mit vorgeschädigtem Herz fanden sich keine klinischen Hinweise auf eine Herzerkrankung. Radiokardiographisch zeigten der Herzindex und der Schlagindex einen diskontinuierlichen Anstieg und die linksventrikuläre Ejektionsfraktion einen Abfall, möglicherweise als einen Ausdruck einer klinisch stummen Leistungsminderung.

Zeichen einer Nierenschädigung oder Kataraktbildung wurden nicht beobachtet. – 2 echte Zweitkarzinome, ein kontralateraler Brustkrebs und ein Magenkrebs stehen möglicherweise mit der HKB in einem ursächlichen Zusammenhang.

Hinsichtlich der Wirkung der HKB auf die Brustkrebserkrankung zeigte sich, daß diese zu einer Verzögerung des Auftretens von Metastasen führt und die Überlebenszeit bei Unheilbarkeit verlängert. Auf die Stadienzugehörigkeit bezogen waren die Anteile der nach 5 Jahren und am Stichtag überlebenden bzw. symptomfreien Frauen in beiden Kollektiven etwa gleich.

Insgesamt zeigte sich, daß die Nebenwirkungen der HKB angesichts der Bedrohung durch die Grundkrankheit zumutbar sind und daß die Pneumonitis als einzige echte Gefährdung vermieden werden kann. – Weitere Studien zur Prüfung der Leistungsfähigkeit der oberen und unteren HKB als adjuvante Behandlung fortgeschrittener Mammakarzinome erscheinen ethisch verantwortbar und sachlich gerechtfertigt, zumal da die Technik der HKB verbesserungsfähig ist.

5. Schrifttum

[1] AHMANN, D. L.: Status of adjuvant chemotherapy in patients with breast cancer. Cancer **53** (1984) 724–728

[2] BERNDT, H.: Bösartige Neubildungen in der Deutschen Demokratischen Republik – Tabellen zur Inzidenz und Mortalität. Arch. Geschwulstforsch. **44** (1974) 151

[3] BRAUNSCHWEIG, R.: Knochenmarkveränderungen nach Halbkörperbestrahlung. Diss. A, Leipzig, 1985

[4] BRAUNSCHWEIG, R.; STANDKE, E.: Knochenmarkveränderungen nach Halbkörperbestrahlung. Radiobiol. Radiother. **29** (1988) 341–348

[5] BROCK, A.: Untersuchungen zur zellvermittelten und humoralen Immunität nach adjuvanter oberer und unterer Halbkörperbestrahlung des metastasierenden Mammakarzinoms. Diss. A, Leipzig, 1984

[6] BROCK, A.; STANDKE, E.; SAUER, H.: Behaviour of cell-mediated and humoral immunity in patients with metastasizing mammary carcinoma after adjuvant radiotherapy. Radiobiol. Radiother. **25** (1984) 537–546

[7] DALICHO, R.: Pulmonale Verlaufsbeobachtungen nach adjuvanter Halbkörperbestrahlung operierter Brustkrebspatientinnen. Diss. A, Leipzig, 1986

[8] DALICHO, R.: STANDKE, E.; GROSSE, H.: Untersuchungen der Lungenreaktion nach hochdosierter, zweizeitiger Halbkörperbestrahlung. Radiobiol. Radiother. **29** (1988) 331–334

[9] DALICHO, R.; STANDKE, E.; OELSSNER, W.: Die Wirkung hochdosierter Halbkörperbestrahlungen auf Lunge und Herz. Zbl. Rad. **136** (1988) 667

[10] DALLÜGE, K.-H.; EICHHORN, H.-J.; GRUNAU, M.: Erfahrungsbericht über hochdosierte einzeitige obere und untere Halbkörperbestrahlung III. Hämatologische und spezielle Enzymbefunde. Radiobiol. Radiother. **22** (1981) 420–427

[11] DALLÜGE, K.-H.; EICHHORN, H.-J.; GRUNAU, M.: Second report on experience with high dose upper and lower semi-body irradiation III. Haematological and special enzyme findings with high dose superfractionated upper and lower half-body irradiation. Radiobiol. Radiother. **25** (1984) 513–516

[12] DESSAUER, F.: Eine neue Anordnung zur Röntgenbestrahlung. Arch. f. Phys. Med. u. med. Technik **2** (1905) 218–223

[13] EICHHORN, H.-J.: Persönliche Mitteilung 1978

[14] EICHHORN, H.-J.: Strahlentherapie als Ganzkörperbehandlung bei Organtumoren. Radiobiol. Radiother. **22** (1981) 391–399

[15] EICHHORN, H.-J.; HÜTTNER, J.; DALLÜGE, K.-H.; WELKER, K.: Preliminary report on "one-time" and high dose irradiation of the upper and lower half-body in patients with small cell lung cancer. Int. J. Radiat. Oncol. Biol. Phys. **9** (1983) 1459–1465

[16] EICHHORN, H.-J.: Entwicklung, Grundlagen und Zielsetzung der Halbkörperbestrahlung als Methode systemischer Tumortherapie. Radiobiol. Radiother. 29 (1988) 314–321

[17] FITZPATRICK, P. J.; RIDER, W. D.: Half body radiotherapy. Int. J. Radiat. Oncol. Biol. Phys. **1** (1976) 197–207

[18] FREUND, L.: Ein mit Röntgen-Strahlen behandelter Fall von Naevus pigmentosus piliferus. Wiener med. Wochenschr. **47** (1897) 428–434

[19] FREUND, L.: Nachtrag zu dem Artikel „Ein mit Röntgen-Strahlen behandelter Fall von Naevus pigmentosus piliferus". Wiener med. Wochenschr. **47** (1897) 856–860

[20] FRIEDRICH, A.: Verhalten klinisch-chemischer Parameter nach adjuvanter zweizeitiger hochdosierter oberer und unterer Halbkörperbestrahlung. Diss. A, Leipzig, 1986

[21] GOTTSCHILD, D.: Ergebnisse und Wertigkeit nuklearmedizinischer Herzkreislaufuntersuchungen im Tierexperiment und kinderkardiologisch-klinischen Einsatz. Diss. B, Leipzig, 1983

[22] HEINEKE, H.: Über die Wirkungen der Röntgenstrahlen auf das Knochenmark. Verh. d. Deutsch. Ges. f. Chir. 34. Kongr. (1905) 26–29

[23] HEINEKE, H.: Experimentelle Untersuchungen über die Einwirkung der Röntgenstrahlen auf das Knochenmark, nebst einigen Bemerkungen über die Röntgentherapie der Leukämie und Pseudoleukämie und des Sarcoms. Dtsch. Zeitschr. f. Chirurgie **78** (1905) 196–230

[24] HERRMANN, TH.; FRIEDRICH, S.; JOCHEM, L.; EBERHARDT, H.-J.; KOCH, R.; KNORR, A.: Hämatologische Veränderungen nach einzeitiger hochdosierter Halbkörperbestrahlung. Radiobiol. Radiother. **22** (1981) 438–443

[25] KUNZE, M.-L.; STANDKE, E.: Ergebnisse der adjuvanten Halbkörperbestrahlung beim lymphogen metastasierten und radikal operierten Mammakarzinom. Radiobiol. Radiother. **29** (1988) 352–353

[26] LÜBBE, D.; GSTÖTTNER, R.: Titrierte DNCB-Testung für immunologische Longitudinaluntersuchungen bei Tumoren – ein Erfahrungsbericht. Dt. Gesundh.-Wesen **36** (1981) 1100–1103

[27] MCCULLOCH, E. A.; TILL, J. E.: The sensivity of cells from normal mouse bone marrow to gamma radiation in vitro and in vivo. Radiation Research **16** (1962) 822–832

[28] MÖLLER, M.: Zit. nach SJÖGREN, T.; SEDERHOLM, E.

[29] NEUMANN, G.: Myokardszintigraphie mit Technetium-99m-Diphosphanat und Thallium-201 sowie selektive koronare Perfusionsszintigraphie bei ischämischer Herzkrankheit. Diss. B, Leipzig, 1984

[30] OELSSNER, W.; STANDKE, E.; KUNZE, M.-L.: Versuch einer systemischen postoperativen Bestrahlung des Mammakarzinoms. Strahlentherapie und Onkologie **162** (1986) 642–645

[31] OELSSNER, W.; STANDKE, E.; KUNZE, M.-L.: High dose upper and lower half body irradiation in metastasizing tumours. Strahlentherapie und Onkologie **163** (1987) 254–255

[32] OTTO, F.; SCHMIDT, D. O.: Lymphozytenisolierung aus dem Blut des Menschen und der Tiere. Blut **21** (1970) 118–122

[33] PATERSON, R.: The treatment of malignant disease by radiotherapy, Second Edition. Edward Arnold (Publishers) LTD London, 1963

[34] PERTHES, G.: Über den Einfluß der Röntgenstrahlen auf epitheliale Gewebe, insbesondere auf das Carcinom. Verh. d. Deutsch. Ges. f. Chir. 32. Kongr. (1903) 525–570

[35] PERTHES, G.: Zur Frage der Röntgentherapie des Carcinoms. Verh. d. Deutsch. Ges. f. Chir. 33. Kongr. (1904) 398–423

[36] SEITZ, L.; WINTZ, H.: Unsere Methode der Röntgen-Tiefentherapie und ihre Erfolge V. Sonderband zu Strahlentherapie. Urban und Schwarzenberg. Berlin – Wien, 1920

[37] SENN, J. S.; MCCULLOCH, E. A.: Radiation sensitivity of human bone marrow cells by a cell culture method. Blood **35** (1970) 56–60

[38] SJÖGREN, T.; SEDERHOLM, E.: Beitrag zur therapeutischen Verwertung der Röntgenstrahlen. Fortschr. Röntgenstr. **4** (1900–1901) 145–170

[39] STANDKE, E.: Erfahrungsbericht über die an der Radiologischen Klinik der Karl-Marx-Universität durchgeführten Halbkörperbestrahlungen bei fortgeschrittenen Geschwulsterkrankungen. Radiobiol. Radiother. **22** (1981) 444–451

[40] STANDKE, E.: Klinische und paraklinische Veränderungen nach oberer und unterer Halbkörperbestrahlung. Radiobiol. Radiother. **22** (1981) 452–456

[41] STANDKE, E.; KUNZE, M.-L.; OELSSNER, W., PFEIFFER, J.: Preliminary results of adjuvant half-body irradiation in metastasizing cancer of the breast. Radiobiol. Radiother. **25** (1984) 525–530

[42] STANDKE, E.; OELSSNER, W.: Klinische und hämatologische Reaktionen nach adjuvanter Halbkörperbestrahlung. Zbl. Rad. **134** (1987) 232

[43] STANDKE, E.; OELSSNER, W.; BROCK, A.; FEYER, P.: Reactions after high-dose upper and lower half body irradiation. Strahlentherapie und Onkologie **163** (1987) 257–258

[44] STANDKE, E.: Klinische Verträglichkeit und hämatologische Langzeiterholung nach sequentieller oberer und unterer Halbkörperbestrahlung. Radiobiol. Radiother. **29** (1988) 338–340

[45] STANDKE, E.: Klinische und strahlenbiologische Reaktionen nach adjuvanter Halbkörperbestrahlung bei Patientinnen mit lymphogen metastasiertem und radikal operiertem Mammakarzinom. Diss. B, Leipzig, 1989

[46] STENBECK, T.: Zit. nach SJÖGREN, T.; SEDERHOLM, E.

[47] WOODY, I. N.: Characteristica of the active rosette test: technical considerations of the test and comments. J. Immunol. Meth. **7** (1975) 331–338

[48] WYBRAN, J.; FUDENBERG, H. H.: Thymus derives rosette forming cells in various human disease states: cancer, lymphoma, bacterial and viral infections and other diseases. J. Clin. Invest. **52** (1973) 1026–1032

Bei Fragen zur Produktsicherheit wenden Sie sich bitte an:
If you have any questions regarding product safety,
please contact:

Walter de Gruyter GmbH
Genthiner Straße 13
10785 Berlin
productsafety@degruyterbrill.com